U0244838

（懂点中医，护卫家人健康）

从基础理论到实践操作，跟着视频由浅入深、轻松掌握

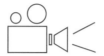

视频讲透

《金匮要略》

视频讲解　白话解读　简单易懂　一看就会

刘长斌／主编

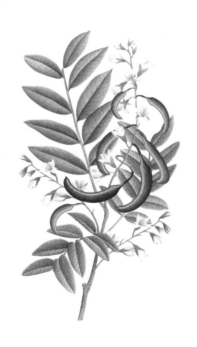

天津出版传媒集团

天津科学技术出版社

图书在版编目（CIP）数据

视频讲透《金匮要略》/ 刘长斌主编 . -- 天津：
天津科学技术出版社，2022.12（2023.3重印）
ISBN 978-7-5742-0679-3

Ⅰ . ①视… Ⅱ . ①刘… Ⅲ . ①《金匮要略方论》—图
解 Ⅳ . ① R222. 3-64

中国版本图书馆 CIP 数据核字 (2022) 第 217392 号

视频讲透《金匮要略》
SHIPIN JIANG TOU JINKUIYAOLÜE

策划编辑：刘丽燕　张　萍
责任编辑：孟祥刚
责任印制：兰　毅
出　　　版：天津出版传媒集团
　　　　　　天津科学技术出版社
地　　　址：天津市西康路 35 号
邮　　　编：300051
电　　　话：（022）23332490
网　　　址：www.tjkjcbs.com.cn
发　　　行：新华书店经销
印　　　刷：唐山富达印务有限公司

开本 710×1000　1/16　印张 16　字数 160 000
2023 年 3 月第 1 版第 2 次印刷
定价：88.00 元

　　《金匮要略》是中医学经典名著之一，也是我国现存最早的一部关于杂病治疗的专著，长期指导了中医的临床实践，为医学事业做出了重大贡献，是历代中医学者必备的书籍。《金匮要略》对五十多种疾病进行了论述，构建并规范了脏腑经络辨证论治体系。书中既包含有中医基础理论，也具备中医临床学科的性质，被后世医者奉为圭臬，是从事中医或中西医结合的医者的必读之书。

　　《金匮要略》全书共分为二十五个篇章，既讲述了各个脏腑引发的病变，阐述了人与自然以及人体五脏之间的关联，还讲述了食物不当等情况的症治，并对疾病的病理、病机、治疗方法进行了讲解说明。书中分类简洁明晰、辨证切中要点、层次清楚、便于检索和查用。

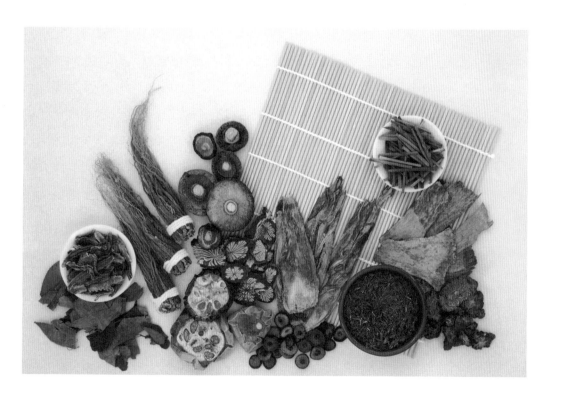

《金匮要略》一书充分体现了张仲景"天人相应"的整体观念。他从不同角度论述了人与自然界以及人的五脏之间的影响与联系，使人们能够更好地了解人与自然、地域以及气候间的关系，以便更好地适应环境的变化，预防疾病的产生。人生存于自然界中，一切行动和生理变化都跟自然界密切相关。人与自然界是一个有机的整体。人类的衣食住行、生老病死都在自然界中发生。自然界的变化，也会对人体产生直接或间接的影响，使人的机体由此产生一系列反应。在生理范围之内的变化是对环境的正常适应，超出这个范围，即为病理性反应。

　　张仲景还在书中讲述了五脏之间相生相克的变化规律，讲解了它们相互促进、相互制约与相互搏击的辩证关系。人体本身就是一个有机的整体，人体的脏腑之间、经络之间、脏腑与经络之间，存在着相互制约、影响和依存的关系。一个脏器发生了病变，也会影响其他的脏器，使之发生病变。人体的疾病，究其根源，都在心、肝、脾、肺、肾的范畴。五脏维持着人体的正常运转，具有不同的分工，五脏协调，则人体健康无病，五脏失常，人就会生病。天地间存在着四时五行之变，气候环境不停转变，所有生物都有序生长和消亡，人体五脏也会随之变化，生成喜、怒、悲、忧、恐等状态。

　　除了以上内容外，针对各科、各类疾病，《金匮要略》还收录有上百首方剂，不仅有汤剂、丸剂、散剂等内服方，还包括针灸、温熨、洗浴、吹鼻、灌耳等外治方。这些方剂中的大多数都具有良好的治疗效果，被广泛应用于临床治疗。

　　作为一部古代医学专书，《金匮要略》因为原文较为艰深，对很多现代读者来说存在一定的理解困难。为了解决这个问题，本书在保留原书绝大部分理论知识及方剂的基础上，对每段文字都进行了白话翻译，另附有评析、方药解析及注释。本书还采用了视频讲解的形式对书中的重点内容进行了详细的讲解，更方便读者阅读理解书中的内容。然而，对于这样一部中医经典名著，编者由于水平和经验所限，难免出现疏漏或欠妥之处，在此恳请广大读者批评指正。

目录

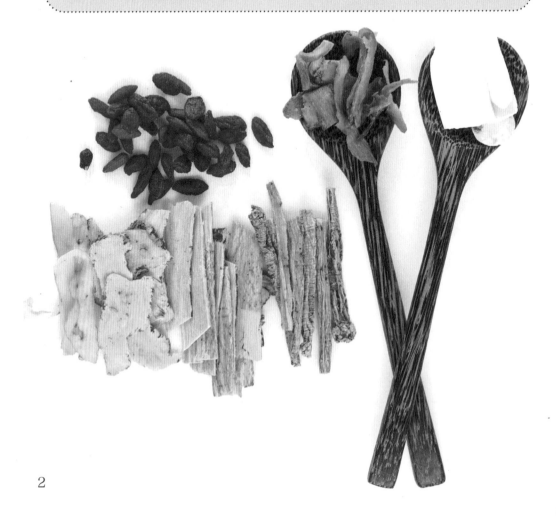

脏腑经络先后病脉证第一

中医视频课

本篇属于全书的概论部分，主要论述了人体脏腑和经络先后发病的原因、机理及临床上表现出来的脉象和症状，对疾病的预防、病因、病机、诊断方法、治疗原则、护理和预后等方面都进行了举例说明。

原文

问曰：上工❶治未病，何也？师曰：夫治未病❷者，见肝之病，知肝传脾，当先实脾❸，四季脾旺不受邪，即勿补之。中工不晓相传，见肝之病，不解实脾，惟治肝也。

夫肝之病，补用酸，助用焦苦，益用甘味之药调之。酸入肝，焦苦入心，甘入脾。脾能伤肾❹，肾气微弱，则水不行；水不行，则心火气盛；心火气盛，则伤肺，肺被伤，则金气不行，金气不行，则肝气盛。故实脾，则肝自愈。此治肝补脾之要妙也。肝虚则用此法，实则不在用之。

经曰："虚虚实实❺，补不足，损有余"，是其义也。余脏准此。

注释

❶ **上工**：工，指医生，古代将治疗疾病时，治愈率达百分之九十的医生称作上工，达百分之七十的称作中工，达百分之六十的称作下工。

❷ **治未病**：古代一般是指预防疾病，这里指先治疗没有发生病变的脏腑，以防止病邪的传变。

❸ **实脾**：补脾的意思。

❹ **脾能伤肾**：伤，这里指制约，按照五行相克的规律，也就是脾土能够制约肾水。

❺ **虚虚实实**：告诫治疗虚证不可以用泻法，治疗实证不可以用补法，以免犯虚其虚、实其实的错误。

1

问：高明的医生治未病，这句话是什么意思呢？老师回答：治未病的意思，就是医生知道病可以传变，见到肝病，就会知道肝会影响脾，所以应该先补脾。但一年四季中，脾气较为旺盛时，是很难受到肝的侵袭的，这种时候就不用补脾。如果医生不知道肝脾相传的道理，也不知道见到肝病，应该先补脾，就会一味地治疗肝病。

治疗肝虚病，要用酸味药物进行补益，并用焦苦味药物来辅助心，甘味药物来调理脾。这是因为，酸味药物入肝，焦苦味药物入心，甘味药物入脾。如果脾土旺盛，就能制约肾水，肾中的阴寒水气就不会亢而为害，这样就能保持心火旺盛；心火旺盛又可以制约肺金，使肺气虚弱，肺气虚弱就不能制约肝气，肝气就会旺盛。因此，先补脾，肝病就会痊愈，这是治疗肝病要先补脾的主要方法。但这种方式只能用于肝虚病，不能用于肝实病。

就像医经上说的："虚证用泻药，就会使虚证愈虚，实证用补药，就会使实证更严重，应该用补法治疗不足的病，用泻法治疗有余的病"，虚为不足，应补，实为有余，应泻，就是这个道理。其余脏腑的治疗方法，都可以按照此例类推。

评析

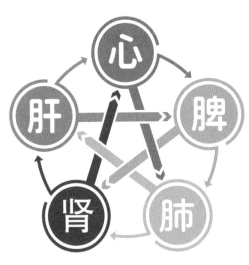

本条从人体五脏相互关联的整体观念出发，论述了"治未病"的思想和治病应虚实异治的原则。

以肝病传脾为例，揭示了脏腑病理的传变规律，提示我们，如果某一脏腑发生病变，应先调理还没有病变的脏腑，以防止疾病传变。而之所以以肝脾为例，是因为人体五脏之气始于肝，脾则为后天之本，生化之源。人体生病时，如果脾受损，就会导致病情恶化。此外，因肝木克脾土，肝脾失衡是最为常见的疾病之一，所以肝病传脾很有代表性。

治疗疾病应分虚实，也以肝病为例，即治肝虚病，应"补用酸，助用焦苦，益用甘味之药调之"，但肝实病就不能用此法。同时，这里也强调了五脏相互制约的特点，可以根据五行相制理论来调理五脏，使其保持平衡。

本条最后通过引用医经上的说法强调了虚证应补、实证应泻的疾病治疗原则，并且说明不仅肝病如此，其他脏腑疾病都可以照此类推。

原文

　　夫人禀五常 ❶，因风气 ❷ 而生长，风气虽能生万物，亦能害万物，如水能浮舟，亦能覆舟。若五脏元真 ❸ 通畅，人即安和。客气邪风 ❹，中人多死。千般疢难 ❺，不越三条：一者，经络受邪，入脏腑，为内所因也；二者，四肢九窍，血脉相传，壅塞不通，为外皮肤所中也；三者，房室、金刃、虫兽所伤。以此详之，病由都尽。

　　若人能养慎，不令邪风干忤 ❻ 经络；适中经络，未流传脏腑，即医治之。四肢才觉重滞，即导引 ❼、吐纳 ❽、针灸、膏摩 ❾，勿令九窍闭塞；更能无犯王法 ❿、禽兽灾伤，房室勿令竭乏，服食节其冷、热、苦、酸、辛、甘，不遗形体有衰，病则无由入其腠理。腠者，是三焦通会元真之处，为血气所注；理者，是皮肤脏腑之文理也。

注释

❶ **五常：** 指五行和它们运行的常理。

❷ **风气：** 指的是自然界中的气候。

❸ **元真：** 元气、真气。

❹ **客气邪风：** 指的是能导致人生病的不正常的气候。客的意思是外来的，邪的意思是不正。

❺ **疢难：** 疢指疾病，疢难是疾苦的意思。

❻ **干忤：** 干，干涉，干犯；忤，忤逆。干忤，即触犯的意思。

❼ **导引：** 是古代的一种活动身体、自我调节的养生方法。

❽ **吐纳：** 吐出浊气，吸纳清气，指通过调整呼吸进行养生。

❾ **膏摩：** 是一种外治方法，即用药膏摩擦身体，进行治疗。

❿ **无犯王法：** 不要违反国家法律法规。

译文

　　人生活在自然界，要遵照着五行的常理生活，依靠自然界的气候而生长不息。自然气候能令万物生长，也能给万物带来伤害，就像水能让船浮在上面，也能让船倾覆。如果人的五脏真气通畅，人就健康，不容易生病。不正常的气候会对人体造成伤害，还有可能导致人死亡。疾病虽然有很多种，但不会超出这三类的范围：一是经络被邪气所侵，侵入到人的腑脏，引发内部的疾病；二是四肢九窍与血脉连接相通，却拥堵阻塞，此类疾病是由外部皮肤所引起的；三是房事过度、受到创伤以及被虫、兽咬伤引起的病症。从这几个方面来概括，可以归纳所有的病症。

　　如果人能从内涵养正气，从外防范风邪，不让风邪侵犯经络，就不会产生疾病。就算偶尔邪气进入经络，在邪气没有深入脏腑的时候，进行治疗，很快就会痊愈。四肢刚刚感觉不舒服时，就要进行导引、吐纳、针灸、膏摩，不要等到九窍闭塞不通才采取行动；更不能触犯国家的法律法规，要避免禽兽带来的灾害，房事不能过多，避免精气亏损耗竭，穿衣吃饭要适应天气的冷暖，五味要调和，使得身体不会衰变，那么病邪也就难以入侵人的肌表腠理，疾病也就难以产生。腠，是皮肤的毛窍，是身体的气血、津液贯通的地方；理，是皮肤、脏腑的纹理。

评析

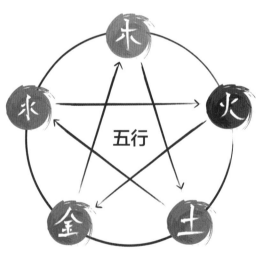

五行

　　本条从人应遵循五行常理开始阐述，解释了人与自然的关系，归纳了患病的几类原因，并讲述了规避疾病的方法。

　　人和自然界关系密切，人的生长发育与自然气候息息相关，但反常的气候，也会对人体带来伤害，人体的气如果不能应对气候变化，就会生病。外界环境虽然能导致疾病，但是否患病的关键，还是在于人体正气是否通畅和兴盛。元气充实，营卫通畅，人体才能适应气候，不容易患病，反之，正气衰弱，邪气容易入体，人就易生病，甚至死亡。

　　病邪入侵人体的一般规律是从外向内，从经络进入脏腑。疾病的发生发展情况，因人体质的不同以及病邪种类的不同而有差异。疾病的种类可以归纳为三种：一是脏腑正气衰弱，使邪气有机可乘，邪气能够从经络进入脏腑，正是因为人体的虚亏空疏，所以说"内所因也"；二是邪气从皮肤进入，经血脉传送，致使四肢九窍壅闭堵塞，气血流通不顺，因外邪是从皮肤进入的，所以说"为外皮肤所中也"；三是房室、金刃、虫兽所伤，这是外部因素导致的疾病。

养生对于预防疾病来说，是非常重要的，要进行积极预防，发现疾病要尽早进行治疗，防止病邪深入体内。经络受邪不深时，要用导引、吐纳、针灸、膏摩等方法，让气血的运转变得通畅，将邪气驱出体外，使身体尽早康复。否则，等病邪造成九窍闭塞，或者深入脏腑中，治疗难度就变大了。

原文

问曰：病人有气色见于面部，愿闻其说。师曰：鼻头色青，腹中痛，苦冷者死；一云腹中冷，苦痛者死。鼻头色微黑者有水气；色黄者，胸上有寒；色白者，亡血也，设微赤非时者死；其目正圆者痉，不治。又色青为痛，色黑为劳，色赤为风，色黄者便难，色鲜明者有留饮❷。

注释

❶ **水气：** 体内积蓄水分的疾病。
❷ **留饮：** 痰饮病的一种，具体见本书痰饮咳嗽病篇。

译文

问：听说，病人的气色能够通过面部表现出来，请您给我详细地讲讲。老师答道：鼻头出现青色，腹中疼痛，如果还怕冷，就可能会死亡。如果鼻头有微微的黑色，就是身体有水气。如果面部有黄色，是胸部出现了寒邪；如果面色发白，是贫血；如果贫血者的鼻头在天气并不炎热的时候，出现微红色，患者很可能会死亡。如果患者的眼睛双眼正圆直视、无法灵活转动，就是痉病，很难治疗。又面色发青，主疼痛；面色发黑，主劳损；面色发红，主风热；面色发黄，主便秘，而面色鲜明发亮的人，体内有留饮病。

人脏腑中的精气，蕴含于体内的是气，表露在外部的是色。所以，察看人的面部气色是诊断中的重要一环。

观察鼻头部，鼻属脾，青色主肝，鼻头部出现青色，说明腹中疼痛，肝对脾有抑制作用，如果患者还非常怕冷，表明体内阳气不足，寒气多，治疗难度大。如果鼻部微微发黑，黑为水，说明患者体内有水气。

观察眼睛，眼睛活动不灵活，双目圆睁、直视，说明是痉病。

观察面色，面色发黄有两种情况：其一，表示有脾病，水无法发散分布于皮毛间，水饮在胸膈间停留，因而胸上有寒邪，面色发黄；其二，湿热堆积在体内，脾气运转不畅，体内的津液难以运化，因而会便秘。面色发白表示血色难以上达面部，是贫血或失血过多的症状。如果失血者面部在不该发红的时候，却现微红，说明阴虚不足，无法制约阳气，使阳气浮于人体上部，表明阴寒内盛，阳气虚弱，表明人的病情已经很严重了。面色青，表明血脉不通，血液不畅，主疼痛。黑色主肾，劳作过度肾精就会不足，显现在脸上，因而黑色表劳累。风为阳邪，容易化火，火是红色，因而面部发红为风。面色鲜明发亮，是因为体内水饮积滞，向上引起面目浮肿，所以会明亮光润。须知，书中所说的"死"或"不治"，是表示病情严重，而不是无药可救。

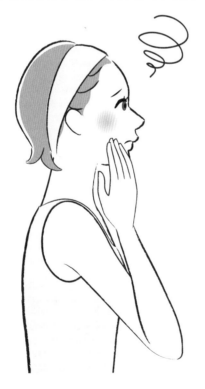
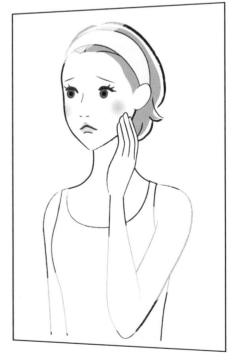

原文

师曰：病人语声寂然 **❶** 喜惊呼者，骨节间病；语声喑喑然 **❷** 不徹者，心膈间病；语声啾啾然 **❸** 细而长者，头中病。

注释

❶ 寂然：安静，没有说话声。

❷ 喑喑然：声音低，且不清澈。

❸ 啾啾然：声音细小的样子。

译文

老师说：病人平时话少、安静，却总会突然惊叫起来，是关节有病；说话声微弱，而且不清晰，是心膈间有病；说话声细小而长，是头疼病。

评析

声音是从喉咙发出的，但也跟人的五脏有紧密的联系，正常人说话虽然声音、语调、语速都不同，但声音是匀和、自然、流畅的，如果出现反常，就是病音。病音对应着不同的病症，可以参考病音判断人的脏腑气血津液的状况，诊断病变部位以及病情发展情况。例如：①骨节间病，患病部位在关节，身体转动不灵便，一动就会疼，所以病人被迫处于不疼痛的安静体位，一转动就会疼痛，病人就会突然惊叫。②心膈间病，指的是结胸、懊恼、心痞之类的病症。邪气导致心胸闭塞，

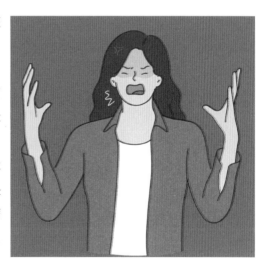

气流通道不畅通，所以说话的声音低，而且不够清澈。③头中病，一般指偏头痛、巅顶痛这类疾病，病症出现在头部，说话声音太大就会引起头部震动，会剧烈的疼痛，所以病人不敢大声说话，而病人的胸膈气道是健康的，因而声音虽然比较细小，但是清澈且长。

原文

师曰：息摇肩者，心中坚❶；息引胸中上气者，咳；息张口短气者，肺痿❷唾沫。

注释

❶ **心中坚**：心中指的是胸中，心中坚指的是胸中坚满，多数情况下是实邪阻滞导致的。

❷ **肺痿**：病名，具体见本书第七篇。

译文

老师说：病人在呼吸的时候，总是摇晃肩膀部位，是因为胸中有实邪阻滞；呼吸的时候，会引起胸中的气向上部冲，是有咳嗽病；呼吸的时候，气息比较短，是因为有肺痿吐痰沫的病。

评析

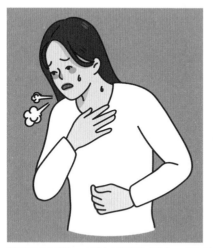

呼吸方面的疾病，不仅会改变声音，还会改变患者的姿态，这可以作为临床诊断的参考依据。"息摇肩"指的是呼吸时两肩上耸，表明呼吸出现困难，这在病情上有虚实的区别。"心中坚"指的是体内有痰热实邪，阻滞在胸部，导致肺气无法发散，呼吸困难，多伴随着鼻翼扇动的现象，胸闷、咳喘等症多伴随着此类现象。呼吸困难的虚证，是肾气的纳气功能失常，元气大量损耗导致的，症状有喘息摇肩，一般还伴随着出冷汗，要注意不能误诊为实证。"息引胸中上气者，咳"，是说邪气进入胸部，堵塞了气道，使肺气无法畅达，呼吸的时候气流向上逆行，导致咳嗽，常出现在感冒咳嗽的时候。"息张口短气者，肺痿唾沫"，是说肺脏萎弱，使人呼吸异常，张大嘴巴呼吸也会感觉吸的气不足，所以会造成张口短气的状态。长期咳喘，肺气萎弱，无法使津液发散，津液就转化为痰涎，跟着肺气上升，病人就会吐出很多痰沫。

原文

师曰：吸而微数，其病在中焦，实也，当下之即愈；虚者不治。在上焦者，其吸促，在下焦者，其吸远❷，此皆难治。呼吸动摇振振者，不治。

注释

❶ 吸促：吸气浅、短、急促。

❷ 吸远：吸气深且长，吸气困难。

译文

老师说：患者吸气较弱，吸气的次数增多，如果病在中焦有阻滞的实证，可以用攻下法进行治疗。但是同样的病，这个方法就不适合体虚的患者使用。病在上焦、吸气急促，或者病在下焦、吸气深长且困难的，都是很不容易治的病。如果呼吸的时候，全身都不停地摇动，就更难治疗了。

评析

吸而微数，指的是吸气较弱，吸气的次数增多，如果疾病是由中焦的邪气盛实所导致的，就应该去除实邪，实邪去除之后，元气通畅，疾病就会治愈。但如不是邪气过盛，而是正气虚弱，那就是无根失守之气，很难续接，病情危急，很难医治。

在上焦的意思是病出在胸肺，气进入人体后就会立刻出去，所以病人吸气短促，这是肺气大虚，吸气的时候乏力导致的。在下焦意思是病症出在肾上，病症在下焦，气想要向下走却很难立刻到达，因而吸气深长，感觉有困难，这是元气衰竭，肾里无法容纳气体，吸气无权导致的。在慢性病发展到后期的时候，患者

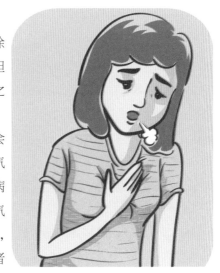

呼吸时身体会不停震动、摇晃，这是极度虚弱的情况下，形气无法相保的现象，很严重，表明阳已脱，气也散失了。病位在中或者下，都是"死症"。

原文

师曰：寸口脉动者，因其旺时而动，假令肝旺色青，四时各随其色❷。肝色青而反色白，非其时色脉，皆当病。

注释

❶ **寸口**：指的是两手寸关尺部位。

❷ **四时各随其色**：意思是春青色、夏赤色、秋白色、冬黑色。

译文

老师说：寸口脉的搏动，是随着五脏所旺时节的改变而改变的。例如，春季肝旺，就是青色，其他季节与颜色的变化，也是这样。春季肝旺，应当是青色，如果不是青色而是白色，时节与脉象的颜色不对应，就有可能是生病了。

评析

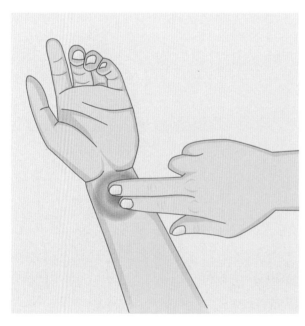

人体五脏的气都各自有旺盛的时候，这与季节、气候的改变有密切的关系，脉象与其颜色，在正常情况下会随着四季的更替，进行规律的改变，比如春季肝旺，其脉弦，颜色为青；夏季心旺，其脉洪，颜色为赤等。如果时节与脉搏的颜色对应，说明人是正常的，没有疾病，反之，则是生病的迹象。春天肝气旺，脉色应该是青色，不应是白色，脉应弦，不应是浮；夏季心旺，脉色应该是赤色，不应是黑色，脉应洪，不应是沉等。

痉湿暍病脉证治第二

痉病是指以项背强急、口噤不开，甚至角弓反张为主要症状的疾病，外感和内伤都可导致此病，本篇主要论述外感风寒导致的痉病，也涉及误治伤津引起的痉病。湿病有内、外之分，本篇主要论述外湿，即由外感湿邪引发的疾病。暍病主要由夏季外感暑热所致，此病易兼寒挟湿，以发热自汗、烦渴尿赤等为主要症状。

原文

太阳病，其证备，身体强，几几然 ❶，脉反沉迟，此为痉，栝楼桂枝汤主之。

注释

❶ 几几然：指患者身体强直，俯、仰、转、侧都不能自如的状态。

译文

如果病者具备太阳病的症状，出现身体强直，俯、仰、转、侧都不能自如，且脉象沉迟的，就是痉病，应该用栝楼桂枝汤主治。

评析

"太阳病，其证备"，指的是病者具备了太阳病中风发热、汗出、恶风、头项强痛等症状，另外还伴有身体强直，不能自如活动的症状。太阳病，脉象应浮，这里却见脉象沉迟，说明病邪已经由太阳之表发展到了痹阻筋脉，是津液不足、营卫运行不畅的表现，这时候就该用栝楼桂枝汤来治疗。

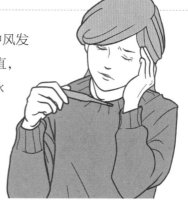

栝楼桂枝汤方

栝楼根二两　桂枝三两　芍药三两　甘草二两　生姜三两
大枣十二枚

上六味，以水九升，煮取三升，分温三服，取微汗。汗不出，食
顷，啜热粥发之。

组成用法

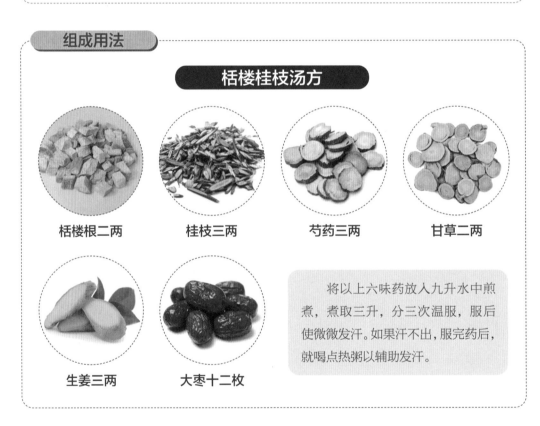

栝楼桂枝汤方

栝楼根二两

桂枝三两

芍药三两

甘草二两

生姜三两

大枣十二枚

将以上六味药放入九升水中煎
煮，煮取三升，分三次温服，服后
使微微发汗。如果汗不出，服完药后，
就喝点热粥以辅助发汗。

方药解析

桂枝汤具有调和营卫、解肌祛邪的功效，栝楼根性味偏寒凉，具有生津滋阴的作用，
桂枝汤中加入栝楼根，就可以起到解肌生津、辛凉宣散的效果，对治疗痉病非常有效。

栝楼

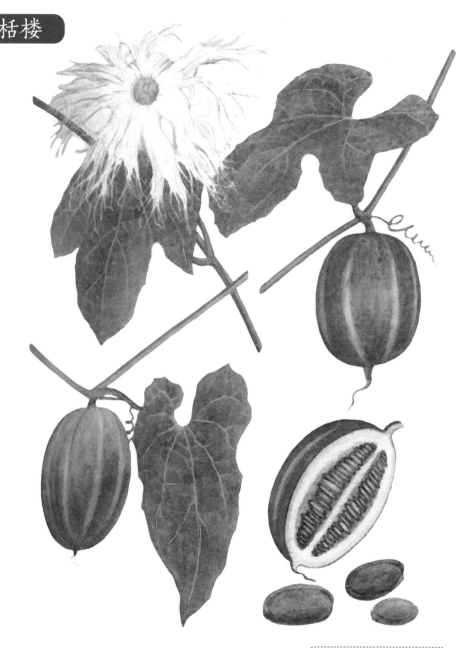

栝楼根又叫天花粉

功效：生津止渴、降火润燥、消肿排脓。
主治：热病烦渴、肺热燥咳、疮疡肿毒等。

果实晾干称全栝楼

功效：清肺止咳、宽胸散结、润燥滑肠。
主治：肺热咳嗽、胸痹、臃肿疮毒、便秘等。

原文

痋为病，胸满，口噤，卧不着席❶，脚挛急❷，必龂齿❸，可予大承气汤。

注释

❶ **卧不着席：** 平卧时背部不能接触床面，指背反张较为严重。

❷ **脚挛急：** 脚，这里指小腿，意思是小腿痉挛。

❸ **龂（xiè）齿：** 上下牙齿切磋有声，或紧咬。

译文

痉病发作时，会出现胸闷、牙关紧闭、背部反张以致无法平卧、小腿痉挛、上下牙切磋有声或紧紧咬在一起的症状，可以用大承气汤治疗。

评析

如果病邪在表时治疗不得当，就可能会化热入里，传变到阳明。热壅气滞，就会导致胸满。因阳明之脉入齿中，并挟口环唇，所以阳明邪热上迫，就会出现口噤、龂齿等症状。里热炽盛，熏灼津液，使筋脉失于濡养而发生拘急，从而出现背反张和小腿痉挛。这就是阳明热盛气滞、阴伤筋挛的痉病，应以大承气汤来治。

方剂原文

大承气汤

大黄四两（酒洗）　厚朴半斤（炙去皮）　枳实五枚（炙）芒硝三合

上四味，以水一斗，先煮二物❶，取五升，去滓，内❷大黄，煮取二升，去滓，内芒硝，更上火微一二沸，分温再服，得下止服。

词语注解

❶ **二物：** 这里指厚朴和枳实。　　❷ **内：** 同"纳"，加入、放入。

大承气汤

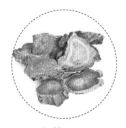

大黄四两
酒洗

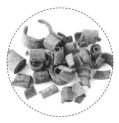

厚朴半斤
炙去皮

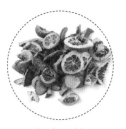

枳实五枚
炙

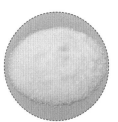

芒硝三合

以上四味药，先用一斗水煎煮厚朴和枳实，煎取五升，去渣，放入大黄，煎取二升，去渣后，再放入芒硝，接着用微火煮一二沸，等温度适宜后，分两次服下，泻下便停止服药。

方药解析

本方具有通腑泻热、急下存阴的功效。痉病的病变在筋脉，而不在胃腑，本来不能用本方和下法，但阳明里热太盛、燥热已极，为了防止津液消亡，故用苦寒的大黄和咸寒的芒硝来泻热软坚，并用辛温的枳实和厚朴来破除壅滞，从而使实热外泄，达到治疗疾病的目的。

大黄

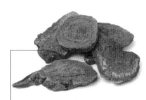

根和根茎

功效：清热凉血、泻火解毒、泻下攻积。

主治：目赤咽肿、热毒疮疡、积滞便秘等。

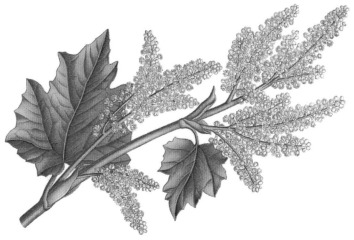

病者一身尽疼，发热，日晡所剧者，名风湿。此病伤于汗出当风，或久伤取冷❷所致也。可与麻黄杏仁薏苡甘草汤。

注释

❶ 日晡所：晡，指下午三点到五点。所，表约数。日晡所，意思是下午三点到五点左右。

❷ 久伤取冷：过度贪凉。

译文

浑身疼痛、发热，并且每到下午三点到五点左右就会疼痛加剧的人，是患了风湿病。这种病是出汗的时候吹了风，或者长时间过度贪凉所引起的，可以用麻黄杏仁薏苡甘草汤治疗。

评析

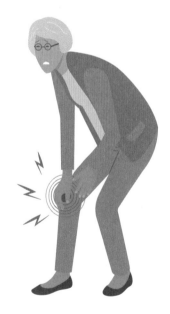

本症名为"风湿"，说明疾病是由风湿引起的。风湿侵入人体，停留在肌肤表层，邪气与正气相争，就会引发身体疼痛、发热。

发热有"日晡所剧"的规律，后世注家对此有不一样的见解。例如赵以德认为邪在肌肉，跟脾胃有关；徐忠可认为邪在皮毛，跟肺金有关；曹家达认为日晡属太阴湿土，此时湿气加重，因而病情加剧。虽然见解不同，但他们对于邪正消长的观点却是统一的，即风为阳邪，很容易化热化燥，湿为阴邪，阴邪与风邪搏结过程中欲化热，阳明为燥土，日晡阳明之时更加燥热，所以疼痛会加剧。

风湿是"伤于汗出当风，或久伤取冷"而引起的，汗出腠理空疏之时，受到风邪，汗湿遇到风，或者天热之时在阴冷处待了太长时间，或者经常喝冷水，湿就会从外部进入人体。可以服用麻黄杏仁薏苡甘草汤，解表除湿。

方剂原文

麻黄杏仁薏苡甘草汤方

麻黄（去节）半两（汤泡）　甘草一两（炙）　薏苡仁半两　杏仁十个（去皮尖炒）

上锉麻豆大，每服四钱匕，水盏半，煮八分，去滓，温服，有微汗，避风。

组成用法

麻黄杏仁薏苡甘草汤方

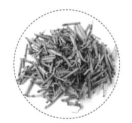 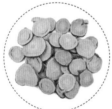 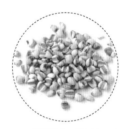 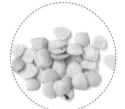

麻黄半两　　　　甘草一两　　　　薏苡仁半两　　　　杏仁十个
去节，汤泡　　　　炙　　　　　　　　　　　　　　　去皮尖炒

将以上药物研磨成米粒大小，每次取用四钱匕，用一杯半水煮药物，煮至八成后，去掉渣滓，温服，会微微出汗，要避免吹风。

方药解析

风湿在体表，可以用出汗的方式化解，即使有表实无汗之证，也只能让其稍微出汗，不能让其大汗淋漓。方中用麻黄、杏仁宣利肺气，以去除风邪，薏苡仁有利湿的作用，甘草可以和中，薏苡仁清利，能够制衡麻黄的温性，合在一起就有辛凉解表以及利湿的作用。

原文

风湿相搏，骨节疼烦掣痛 ，不得屈伸，近之则痛剧，汗出短气，小便不利，恶风不欲去衣，或身微肿者，甘草附子汤主之。

注释

❶ 掣痛：掣是牵拉的意思，掣痛，意思是牵引作痛。

译文

风邪与湿邪相互搏结，因而牵引骨节时会感到疼痛，并且弯曲和拉伸都不灵活，只要碰到患病的地方，就会剧烈疼痛。出汗，气短，小便不利，怕风，不能减衣服，有时还会有身体微微浮肿的情况，有这些症状的人可以用甘草附子汤主治。

评析

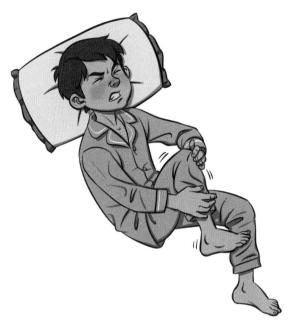

风与湿搏结抗衡，从肌腠进入经络关节，就会造成经脉不利，气血流动不顺畅，骨节受到牵引就会疼痛，无法轻易进行屈和伸，如果按压触碰，疼痛会更甚。表阳虚，失于卫外，所以会出汗，怕风，不敢脱衣、减衣；里阳虚，气化失常，那么小便就会不顺畅；气虚不足，所以气短。湿邪停留在肌肤内，肢体则会轻微的浮肿。这类风邪湿邪并重，表里阳气都很虚的症状，应当温和经脉，补助阳气，祛风胜湿，可用甘草附子汤主治。

甘草附子汤方

甘草二两（炙）　白术二两　附子二枚（炮，去皮）　桂枝四两（去皮）

上四味，以水六升，煮取三升，去滓。温服一升。日三服，初服得微汗则解，能食，汗出复烦者，服五合。恐一升多者，服六七合为妙。

组成用法

甘草附子汤方

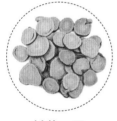

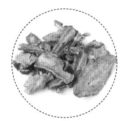

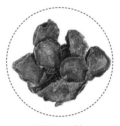

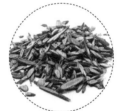

甘草二两
炙

白术二两

附子二枚
炮，去皮

桂枝四两
去皮

以上四味药，用六升水煮取三升，去掉渣滓，温服一升。每天服用三次。风湿之邪出微汗则解。如果情况不同，不敢服用大剂量者，每次可以只服用六七合。

方药解析

本方中桂枝的作用是祛散风邪，通阳化气，附子的作用是温和经脉，补助阳气，白术能够健脾燥湿，炙甘草可扶中补中，祛风逐湿，温阳。几味药共同作用，能够提升表里的阳气，解除风邪湿邪。服药需要因人而异，根据病情症状改变剂量。

甘草

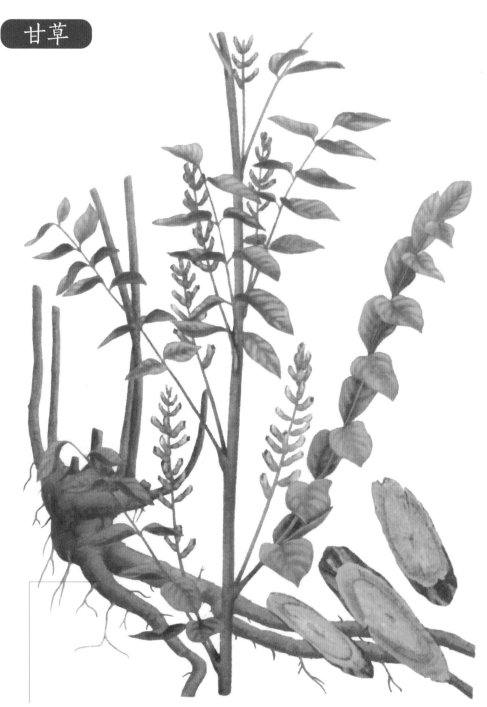

根和根茎

功效：补脾益气、止咳祛痰、清热解毒、止痛缓急。

主治：脾胃虚弱、咳嗽痰多、心悸气短、倦怠乏力、脘腹及四肢挛急疼痛等。

20

百合狐惑阴阳毒病脉证治第三

百合病是得了伤寒热病后，余热伤阴，或心情抑郁、郁火伤阴引起的，症状为精神恍惚，小便赤，口苦，脉微数。狐惑病是由体内藏有湿热邪毒所导致的，症状为眼睛红，咽喉及前后二阴同时蚀烂或者交替蚀烂。上部咽喉溃烂就称作惑，下部前后二阴蚀烂就称作狐。应该内外一起治疗，清热、除湿、解毒。

原文

论曰：百合病者，百脉一宗❶，悉致其病也。意欲食复不能食，常默默❷，欲卧不能卧，欲行不能行，欲饮食，或有美时，或有不用闻食臭时，如寒无寒，如热无热，口苦，小便赤，诸药不能治，得药则剧吐利，如有神灵者，身形如和，其脉微数。

每溺时头痛者，六十日乃愈；若溺时头不痛，淅然❸者，四十日愈；若溺快然，但头眩者，二十日愈。

其证或未病而预见❹，或病四、五日而出，或病二十日或一月微见者，各随证治之。

注释

❶ **百脉一宗：**宗是归聚、本源的意思。百脉一宗，指人的血脉众多，但是都有同一个源头，都是归心肺所主。

❷ **默默：**病人没有精神，沉默着不言不语。

❸ **淅然：**形容怕风、寒战的样子。

❹ **预见：**"见"同"现"，显露的意思。

人的身体有百种血脉，但所有的都来自心肺，心肺有病则百脉都会有病。百合病的症状是想吃饭但是吃不下，经常精神萎靡，沉默不语，想睡觉却睡不着，想走动却走不动，有时候想吃饭、喝水，感觉饭食味道很香，有时候又不愿意闻见这种食物的味道，像是得了寒证，但却没有明显的寒证的症状，又像是得了热证，但也没有明显的热证的症状，唯独感觉口中发苦，且小便赤黄。用一般的汗、吐、下药物法是无法将其治好的，有时吃完药还会出现严重的吐泻情况，这种病的病症多变，就好像有神灵在作祟一样。但是病人的外表却看不出显著的病态，只有脉微数。

小便时感觉头疼的病人，大约六十天就会痊愈；如果小便时没有头疼的感觉，只有怕风或寒栗，这类病人大约四十天就会痊愈；如果排出小便的过程很顺畅，但是唯独感觉头晕，这类患者大约二十天会痊愈。百合病的发病时间是不一样的，有的在患伤寒热病之前就发病了，有的在患伤寒、热病四五天后才有症状表现，有的是在患伤寒热病二三十天后才开始显露病症的，所以应该针对不同的情况辨证治疗。

评析

本条是百合病的总纲，原文讲述了百合病的病因、致病机理、脉证特点、施治等。

百合病的名称由来有不同的解释。其一，认为百合病的命名与病位有关。人体百脉都出自一个源头，源头病百脉都会病，如徐忠可在《论注》中说："百合病，谓周身百脉皆病"。其二，认为本病需要用百合来医治，所以称为百合病。其三，认为百脉源流形态似

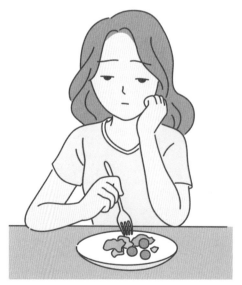

百合。三个解释分别从病机、主治药物、药物形态的方面讲述，三者能够并存，不相互违背。

"百脉一宗，悉致其病也"说明了百合病的病位位于心肺。如果心肺气血充足，那么百脉相和，心肺病百脉皆病。后世对百合病的患病原因也有不同的看法：《诸病源候论》认为，百合病是病后身体虚弱，没有完全康复造成的；《心典》认为，百合病是由无形的邪热引起的；《医宗金鉴》认为，百合病是在热病之后，余热没有消除，或者心情抑郁，郁热伤阴导致的。可见，百合病是百脉失养导致的。心肺阴虚内热是百合病的根源，所以张仲景指出"百合病者，

百脉一宗，悉致其病也"。

百合病的脉证有两方面的特点：一是精神恍惚，常常沉默，话少，想睡觉却入睡困难，想吃饭但是吃不下，食欲有时好有时坏，想走路也走不动，觉得冷，但又无寒象，觉得热又不是真的热，症状表现多变。二是阴虚内热，有口苦，小便赤，脉微数的症状。症状让人难以捉摸，而且很多药物都不能将其治愈，有时吃了药还会吐泻。引起上述证候的原因是心肺阴虚，因为心主神明，肺主治节，心肺阴虚就会导致百脉失和，各种行为都有异常，是邪少虚多之症。

本病是心肺阴虚内热引起的，而肺能够通调水道，可以把身体的津液输送到膀胱，膀胱属足太阳经，脉经背部达头项入络脑。阴虚内热会损耗津液，影响到膀胱，所以小便时会头疼，这是较为严重的症状，需要六十天左右痊愈。若小便时只是怕风或寒栗，却不头疼，说明阴虚内热没有那么严重，需要四十天左右治愈。若小便畅利，头晕目眩，但没有其他症状，说明津液损伤程度轻微，需要二十天左右痊愈。

由情绪抑郁，郁火伤阴引起的百合病，会在伤寒热病之前就出现症状。余热伤阴而导致的百合病，则会在伤寒热病之后出现症状。这两种情况虽然都会导致心肺阴虚内热，但程度的深浅、轻重不同，要辨证治病，因症下药。

原文

百合病发汗后者，百合知母汤主之。

译文

误用汗法，严重损害津液的百合病，可以用百合知母汤主治。

评析

百合病的发病机理为心肺阴虚内热、邪少虚多，因而用攻邪的方法是无法治愈的。如果医生把百合病的"如寒无寒，如热无热"当作表实证，给患者服用辛温发汗的药物，出汗之后就会进一步损伤阴液，使心肺阴虚加重，而且辛温会助热，会使人更加燥热，还会出现心情烦闷、睡眠少、口干口渴、午后潮热、小便短而少等症状。治疗需要养阴清热，润燥除烦，可用百合知母汤主治。

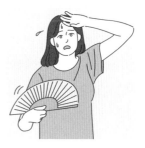

百合知母汤方

百合七枚（擘） 知母三两（切）

上先以水洗百合，渍❶一宿，当白沫出，去其水，更以泉水二升，煎取一升，去滓；别以泉水二升煎知母，取一升，去滓；后会和，煎取一升五合，分温再服。

词语注解

❶渍：一种炮制药物的方法，即把药物泡在水中。

组成用法

百合知母汤方

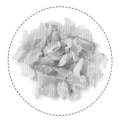

百合七枚
剖开

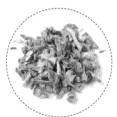

知母三两
切

先将百合用水洗干净，浸泡一夜，等到白沫出来之后，去掉水，将百合用二升泉水煎取至一升，去掉渣滓；另外用二升泉水煎知母，取一升，去掉渣滓；两药放在一起煎，煎取至一升五合，温服。

方药解析

方中的主药是百合，百合性质甘平，具有清热润肺，安神养心的作用；知母性味苦寒，能够清热滋阴，除烦止渴，是为辅药；泉水甘甜清凉，用来煎药，能够助长药物养阴清热的功能，使虚热下行。全方起到了清热、养阴、润燥、生津的作用。

百合病，不经吐、下、发汗，病形如初者，百合地黄汤主之。

译文

百合病，如果没有用涌吐、攻下、发汗等方法治疗，症状仍然跟之前一样，没有改善，需要用百合地黄汤主治。

评析

百合病，没有用吐、下、发汗的方法进行治疗，发病一段时间后病情却未曾改变，说明致病机理也没有发生变化，还是心肺阴虚内热。治疗时应当以益阴清热，润养心肺为主，所以用百合地黄汤作为主方。

方剂原文

百合地黄汤方

百合七枚（擘）　生地黄汁一升

右以水洗百合，渍一宿，当白沫出，出其水，更以泉水二升，煎取一升，去滓，内地黄汁，煎取一升五合，分温再服。中病，勿更服。大便当如漆。

组成用法

百合地黄汤方

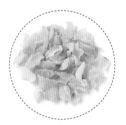

百合七枚
剖开

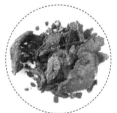

生地黄汁一升

先把百合用水洗干净，浸泡一夜，出了白沫之后，去掉水，将百合用二升泉水煮取至一升，去掉渣滓，然后加入一升生地黄汁，煎取至一升五合，温服。中病后不要再服。服药后大便是像漆一样的颜色。

百合能够安神镇静、养五脏、利大小便、补中益气、补虚滋养，作用很广，对于体虚、功能紊乱、症状纷杂的百合病，能够补虚理气，因而作为治疗该病的主药。地黄具有滋养作用，可以补中土，养脏腑，濡养全身，使身体气血通畅，有助于恢复脏腑经脉的正常功能。泉水能够降下热，利小便，用泉水煎汤，能够养阴清热。

本方具清、轻、平、润的特点，能滋津血、益元气，使五脏元真通畅，内热无以留存而外泄，失调之机能得以恢复正常。临床实践证明，本方确是治疗此类病症的良方。

"中病，勿更服"是因为地黄性质寒而润，服用过多会导致泻利，而且方中的地黄汁用量很大，所以见效后要避免用药过量。"大便当如漆"是因为服用了地黄汁，使大便变成了黑色，停药后这个现象就消失了。

原文

　　狐惑之为病，状如伤寒，默默欲眠，目不得闭，卧起不安，蚀❶于喉为惑，蚀于阴❷为狐，不欲饮食，恶闻食臭，其面目乍赤、乍黑、乍白。蚀于上部❸则声喝，甘草泻心汤主之。

注释

❶ **蚀**：腐蚀。

❷ **阴**：指的是肛门、生殖器前后二阴。

❸ **上部**：指的是喉部。

❹ **声喝（yè）**：喝，形容说话声音嘶哑或噎塞不利的样子。

译文

　　狐惑病的某些证候跟伤寒病很相似，比如沉默不语，总是想睡觉但又无法安眠，躺下又想起来，反反复复，不得安宁。如果是咽喉部溃烂，就称为"惑"；如果是前后二阴溃烂，就称为"狐"。患狐惑病的人，没有食欲，不想吃饭，甚至连食物的味道都不想闻到。其面部与眼睛的颜色会突然变红、突然变黑，或突然变白。咽喉部溃烂的患者，会声音嘶哑噎涩，可以用甘草泻心汤主治。

狐惑病是体内有湿热，元气滞塞，血肉腐败而导致的，病症特点是咽喉部及前后二阴溃烂。体内湿热郁蒸，正邪相互争斗，所以会发热、怕冷，虽然症状跟伤寒病类似，但却不是伤寒。湿热蕴郁，干扰人的情志，患者虽然沉默想睡觉，但是无法闭眼安睡，所以会坐卧不宁。湿热会阻碍脾胃气机，因而患者没有食欲，不愿闻到食物的味道。体内湿热旺盛，伤及营血，邪正相争，所以会使得面色多变。湿热向上，致使血肉腐败，喉部溃烂；湿热向下，使得前后二阴溃烂。咽喉部溃烂、声音嘶哑的患者，应当清热燥湿、解毒扶正，用甘草泻心汤主治。

方剂原文

中医视频课

甘草泻心汤方

甘草四两　　黄芩三两　　人参三两　　干姜三两　　黄连一两

大枣十二枚　半夏半斤

上七味，水一斗，煮取六升，去滓再煎，温服一升，日三服。

组成用法

甘草泻心汤方

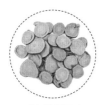

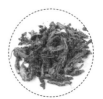

甘草四两　　**黄芩三两**　　**人参三两**　　**干姜三两**　　**黄连一两**

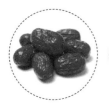

以上七味药，加入一斗水，煮取至六升，去掉渣滓后再煎，温服一升，每日服用三次。

大枣十二枚　　**半夏半斤**

方中生甘草有清热解毒的作用，黄连、黄芩性苦寒，能够清热化湿解毒，干姜、半夏有辛温燥湿的作用，湿热久郁，会损伤正气，人参、大枣、甘草可以养气血，扶正和胃，诸药共用，能够清热除湿，调节气机，扶正解毒。

原文

蚀于下部则咽干，苦参汤洗之。

译文

惑的症状为前阴溃烂的，病人的咽喉就会发干，用苦参汤熏洗就可以了。

评析

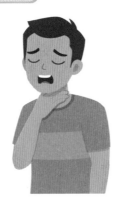

前阴是足厥阴肝经经过的地方，此处的经脉向上到达喉咙。湿热的邪气停留在肝脏的经脉中，流向下方，导致血肉溃烂，也就是前阴溃烂；湿热邪气沿着经脉向上走，阻隔了津液流通，所以咽喉会干燥。前阴部有明显的溃烂者，在服用清热解毒的药物的同时，还应该配合外用的药物。用苦参煎汤，对外阴进行清洗，可以清除湿热，疗愈毒疮。

原文

病者脉数，无热❶，微烦，默默但欲卧，汗出，初得之三、四日，目赤如鸠眼❷；七、八日，目四眦❸黑。若能食者，脓已成也，赤豆当归散主之。

❶ **无热：**意思是没有寒热。

❷ **鸠眼：**鸠是一种鸟，俗称斑鸠，它的眼珠是红色的。

❸ **四眦：**眦是指眼角。四眦，两眼内外眦。

脉数，但是没有怕冷、发热症状的患者，心中会有一些烦躁，有沉默不语、想要睡觉、出汗的表现。病人患病三、四天后，眼珠会发红，就像斑鸠的眼睛那样。等到生病七、八天的时候，病人两眼的内外眦呈现黑色，如果此时病人可以正常吃饭，表明痈脓已经形成了，应该用赤小豆当归散治疗。

评析

狐惑病本来就有怕冷、发热的症状，所以前条说"状如伤寒"。但本症中，湿热已经形成了毒，侵及血分，所以没有发热现象，这说明肌表没有发热怕冷的征象。毒热进入人的身体，会干扰人的情绪，所以会有"脉数""微烦""默默但欲卧"的表现。主藏血于肝，目开窍，热毒侵及血分，跟随肝向上到达眼睛，所以眼睛红得像斑鸠的眼珠一样。这说明邪毒没有化解，热毒蕴结血分，时间久了导致血瘀血腐，形成了脓。因而到了第七、八天，眼睛四眦皆黑。因为此时脓已形成，病势都集中在局部，相对减少了对脾胃的影响，所以这时能正常吃饭。

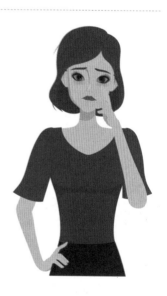

方剂原文

赤小豆当归散方

赤小豆三升（浸，令芽出，曝干）　当归适量

上二味，杵为散，浆水❶服方寸匕，日三服。

❶ 浆水：浆，酢也。《本草纲目》中将浆水称为酸浆，关于浆水的记载为"炊粟米熟，投冷水中，浸五、六日，味酸，生白花，色类浆，故名。"现在已经很少用这种做法了。

组成用法

赤小豆当归散方

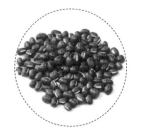

赤小豆三升
浸，令芽出，曝干

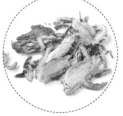

当归适量

将以上二味药研成粉末，用浆水送服方寸匕，每日服用三次。

方药解析

治疗此病应该清热渗湿，化瘀排脓，可以用赤小豆当归散治疗。赤小豆有清热利湿、排脓解毒的作用，当归可以行血化瘀。将这两味药用浆水送服，能够助力清热解毒的效用。

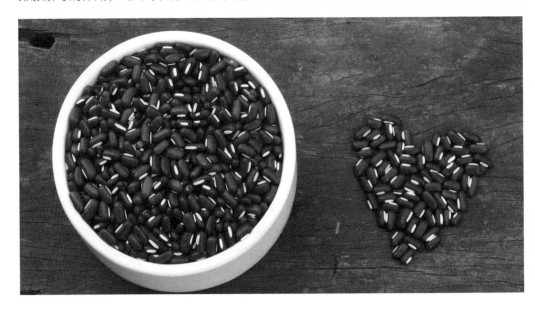

疟病脉证并治第四

中医视频课

"疟"在《说文》中的解释为"寒热休作"，在《释名》中的解释为："酷虐也，凡疾或寒或热耳，而此疾先寒后热，两疾似酷虐者也。"所以疟病有寒战壮热、休作有时的特点。疟病发作时，患者头和身体疼痛，打寒战，壮热，十分痛苦，像遭受了严酷的虐待，因而称为疟病。《内经》中就已经详细阐述了疟病的致病机理、症状、治疗方法等，本篇承袭了《内经》的理论，对疟病的相关问题进行了详细的论述。

原文

师曰：疟脉自弦，弦数者多热；弦迟者多寒。弦小紧者下之差，弦迟者可温之，弦紧者可发汗、针灸也，浮大者可吐之，弦数者风发也，以饮食消息❷止之。

注释

❶ 风发：风指的是邪气。风为阳邪，很容易化热，因而这里的"风发"指的是热盛引起的疟病。

❷ 消息：意思是斟酌。

译文

老师说：疟病经常可见弦脉。如果脉象是弦而兼数，那么就是热重；如果脉象是弦而兼迟，就说明寒重。若是患了疟病的人脉象弦小紧，可以用攻下法治疗；如果脉弦而迟，可以用温法治疗；脉弦而紧的，可以用汗法或针灸进行治疗；脉大的就用涌吐法治疗；脉弦而数表示热盛，应该在饮食方面控制其发展。

评析

"疟脉自弦"是因为疟病邪涉少阳，少阳的主脉是弦脉，所以疟病的主脉应是弦脉。但是每个人的体质不同，感邪程度也不同，所以疟病有表、里、寒、热、上、下的区别，脉象也会有所区别。热偏盛则脉弦而数，寒重则脉弦而迟，邪结在里则脉弦小紧。热盛能生风，会损伤津液，除了使用药物，还可根据情况调理饮食，比如食用梨汁、甘蔗汁、藕汁、西瓜汁等甘甜寒凉的食物，达到生津清热的效果。

原文

师曰：阴气孤绝，阳气独发，则热而少气烦冤❶，手足热而欲呕，名曰瘅疟❷。若但热不寒者，邪气内藏于心，外舍分肉之间，令人消铄❸脱肉。

注释

❶ 烦冤：烦闷不适。

❷ 瘅疟：瘅是炽热、炎热的意思。瘅疟指的是邪热旺盛、只热不寒的一种疟病。

❸ 消铄：消损，损耗。

译文

老师说：阴气比较虚，阳气比较盛的人，患疟病时，津液容易亏损，阳热就会更盛，所以会发高热，手脚发热，短气，并且感到烦闷不适，总是想要呕吐，这就是瘅疟。瘅疟会发高热，但是没有明显的怕冷现象，这是因为邪热内伏于心，外留于肌肉之间，久而久之就容易损耗人体的肌肉。

评析

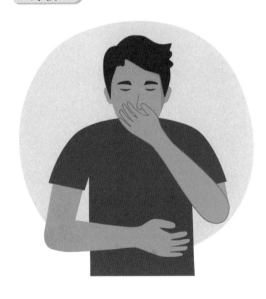

本条讲述了瘅疟与阴津亏虚的是"阴气孤绝，阳气独发"造成的，与阳气旺盛的体质有关。"邪气内藏于心，外舍分肉之间"是说瘅疟的致病机理为邪热在人体表里内外都很旺盛，所以引发了一系列病变：邪热旺盛，所以只热不寒；壮火食气，所以少气；邪热在胸中集聚，干扰情绪，所以心情烦闷；四肢是诸阳之本，阳气旺盛就会手脚发热；邪热干扰胃部，使得胃失和降，会有想呕吐的感觉；热气盛就会阴伤液耗，消耗人体肌肉。

温疟者，其脉如平，身无寒但热，骨节疼烦，时呕，白虎加桂枝汤主之。

译文

温疟患者的脉象就像正常人的平脉一样，区别不大，不太怕冷，但浑身发热，关节剧烈疼痛，有时会呕吐，可以用白虎加桂枝汤主治。

评析

根据临床经验，温疟患者的脉象在发病时多见弦数，不发病的时候，脉象跟平常人的相似，因而对于"其脉如平"的观点，要根据情况灵活对待。文中的"无寒"指的是里寒不明显，从"骨节疼烦"的症状以及文中的"温服""汗出愈"可知，本症是表证兼微寒。用白虎加桂枝汤主治，可以得知温疟是里热炽盛、表兼寒邪之症，所以本症的特点是轻微恶寒，而发热严重。寒在肌肉层面，所以骨节会剧烈的疼痛；邪热侵犯胃部，所以会时不时想呕吐。本症适合采用清热解表法治疗，可用白虎加桂枝汤治疗。

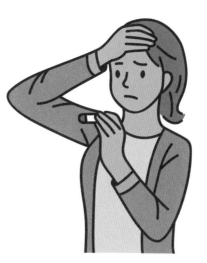

白虎加桂枝汤方

知母六两　甘草二两（炙）　石膏一斤　粳米二合　桂枝（去皮）三两

上锉，每五钱，水一盏半，煎至八分，去滓，温服，汗出愈。

白虎加桂枝汤方

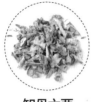

知母六两	甘草二两 炙	石膏一斤	粳米二合	桂枝三两 去皮

将上述药物切碎，每次取用五钱，加一杯半水，煎取至八成，去掉渣滓，温服，出汗后即痊愈。

方药解析

本证用白虎汤是为了治疗气分热盛，加入桂枝是为了治疗骨节疼烦，这是外邪风寒犯表导致的。所以这个方子适合里热盛，表证轻微的温疟，症状可见口渴、出汗或者微恶风。

知母

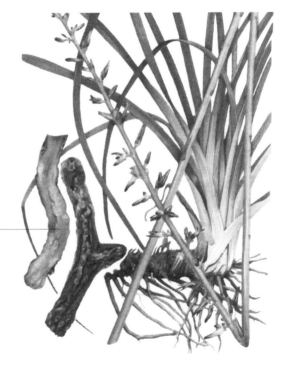

根茎

功效：清火、生津止渴、退虚热。

主治：高热烦渴、咳嗽气喘、骨蒸潮热等。

中风历节病脉证并治第五

本篇的主要内容是中风、历节的致病原因、致病机理以及治疗的方法。中风的主要症状有突然昏倒、失去知觉，接着口眼歪斜、半身不遂。病因一般是正气虚弱、感受外邪类。本病与《伤寒论》太阳中风名字相同但实际上不一样，太阳中风是外感风邪，有发热出汗、怕风、脉浮缓等症状，是外感病。历节病是正气亏虚，外感风寒湿邪导致的，主要症状是关节疼痛、肿大、变形，难以屈伸。中风与历节都伴随着肢体的功能障碍，故合为一篇论述。

原文

夫风之为病，当半身不遂❶，或但臂不遂者，此为痹。脉微而数，中风使然。

注释

❶ 半身不遂：一侧肢体无法随意活动。

只要是中风病，都应该有半身不遂的症状。但有些患者只是一侧手臂无法随意活动，这是风寒湿三气一起到来引起的痹症，并不是中风。因为中风属于正虚邪实之病，所以脉象微而数，脉微说明正气虚弱，脉数说明邪气旺盛。

评析

中风都有半身不遂的症状，这是气血亏虚，瘀血阻塞了经络所导致的。与一侧上肢或下肢不能随意活动的痹症是不同的，痹症是风寒湿痹阻塞了经脉所导致的。中风会有微而数的脉象，脉微是因为气血不足，脉数是邪实之症。中风病的根源是正虚邪实。"但臂不遂者，此为痹"一句后世也有不同的看法：一种认为是在讲述中风与痹证的不同，一种认为二者是不同轻重的中风症状。根据《灵枢·寿夭刚柔篇》中的论述"病在阳者名曰风，病在阴者名曰痹，病有形而不痛者，阳之类也，无形而痛者，阴之类也"，表明风病属阳，痹症属阴，风病有形症但无痛感，痹症无形症且有痛感，这种描述也符合《内经》的宗旨。根据临床经验，中风会半身不遂、麻木，但是没有痛感，痹症痛感明显，局部的运动功能受到限制，这也与《内经》的认识一致。因而，前者的说法更符合作者原意。

原文

寸口脉浮而紧，紧则为寒，浮则为虚；寒虚相搏，邪在皮肤；浮者血虚，络脉空虚；贼邪不泻❶，或左或右；邪气反缓，正气即急，正气引邪，㖞僻不遂❷。

邪在于络，肌肤不仁；邪在于经，即重不胜；邪入于腑，即不识人；邪入于脏，舌即难言，口吐涎。

注释

❶ 贼邪不泻：贼邪指的是虚邪贼风之意，代指外邪。泻，外泄、外出。贼邪不泻是说外邪侵入人体后无法外出。

❷㖞僻不遂：指口眼歪斜、无法随意活动。

寸口脉浮而紧，紧是代表有寒邪，浮表示正气虚。正气亏虚有感外邪的人，外邪会先滞于肌肤上，再加上络脉的气血亏虚，正气没有办法抵御外邪，所以外邪会进入络脉，无法外泄出去，邪气就会停留在人体的某一侧。受到病邪入侵的一侧，邪气损伤了经脉，脉象就会呈现出弛缓的状态，没有被病邪侵犯的一侧，脉象就会相对拘急，因健侧牵引患侧，所以口眼会向健侧歪斜，而转侧不利。病邪深入络脉中，肌肤会变得麻木；病邪深入经脉，肢体会沉重无力；如果病邪深入脏腑中，就会有精神昏沉、难以开口讲话、口吐涎等症状。

　　文中先阐述了中风的病因、病机及口眼歪斜的原因。寸口脉浮而紧的脉象，是内里血气虚少，且风寒外中造成的。因为营卫气血亏虚，脉络不充，所以脉浮、无力；寒邪约束着肌表，所以脉象紧。人体的正气亏虚，就没有办法御邪，所以外邪会趁机侵入人体的肌表。络脉营血亏少，空虚不充，邪留滞在虚处，所以外邪会滞留在络脉里，无法外泄出去。不管是病邪侵入了人体的哪一侧，都会使得络脉里面气血瘀滞，而使得筋脉肌肉的正常功能慢慢丧失，无法使用，呈现出弛缓的状态；如果有一侧的络脉气血运行正常，那么筋脉肌肉就可以正常使用，所以这一侧筋脉会呈现紧张状态，紧张的一侧会牵拉着弛缓的一侧，因而我们能看到病人的口眼向未病的一侧歪斜，这就是中风病口眼歪斜形成的机理。

　　文中第二自然段是对中风病位深浅的辨证。根据病人经脉瘀阻的轻重程度，以及病位的深浅不同，作者将中风分为中经络、入脏腑两种不同的情况。络脉位于浅表并且比较细小，分布在肌肤上，邪侵入络脉，则络脉瘀滞，导致肌肤失去营卫气血的濡养，所以会变得麻木，这种情况下，病情比较轻，这是为"在络"。经脉位于体内并且比较粗大，还连接着筋骨，邪侵入到经脉中，那么气血的循行会受到阻碍，筋骨肌肉就无法被气血濡养，所以肢体会感到沉重，没有办法自由的活动，这种情况下病情就比较严重了，是为"在经"。对于"邪入于腑"中"腑"所在的确切部位，后世的注家也有不同的看法。一种认为"腑"指的是胃，持这种观点的有赵以德、喻嘉言等。一种认为"腑"指的是脑，持这种观点的有沈明宗等。根据《伤寒论·阳明病篇》中阳明腑实重症会有"不识人"症状，以及《内经》中描述的"髓海不足，则脑转耳鸣，胫酸眩冒，目无所见"的脑部病变导致的症状，可推测作者的看法应该是前一种。因胃络与心相通，邪实会对胃腑造成阻碍，通降失司，浊气就会上干，进而影响到心神，所以会出现神志昏迷，不认识人的状况。这种症状比在经络的要深重，称为"中腑"。"邪入于脏"是邪干到达心部，使得心失而导致的，其窍不利，所以舌头僵硬，说话也说不清楚，口中会不受控制地流涎。此时神志不清，不认识人，是因为病邪入脏重于入腑，入腑时就不认识人了，入脏更如此。

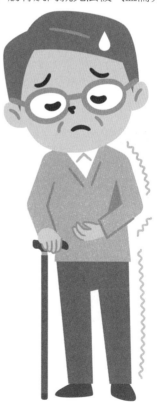

侯氏黑散：治大风❶四肢烦重❷，心中恶寒不足者。

注释

❶ 大风：古代的一种证候名。

❷ 烦重：烦，很，甚。烦重，形容四肢特别沉重。

译文

侯氏黑散，治疗四肢沉重、胸脘、心中虚寒的大风症患者。

评析

"大风"是风邪从人的四肢入侵，逐渐波及心脏引发的病症。正气亏虚，气血不足就容易被风寒外邪入侵，邪阻塞经络，导致气血的循行受到阻碍，体内的筋骨、肌肉缺少气血的温养，人就会感到四肢特别沉重；脾胃阳虚，胸脘部就会怕冷。治疗此病宜用侯氏黑散。

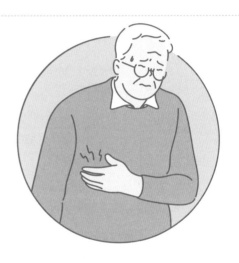

方剂原文

侯氏黑散

菊花四十分　白术十分　细辛三分　茯苓三分　牡蛎三分　桔梗八分　防风十分　人参三分　矾石三分　黄芩五分　当归三分　干姜三分　川芎三分　桂枝三分

上十四味，杵为散，酒服方寸匕，日一服，初服二十日，温酒调服，禁一切鱼肉大蒜，常宜冷食，六十日止，即药积在腹中不下也。热食即下矣，冷食自能助药力。

侯氏黑散

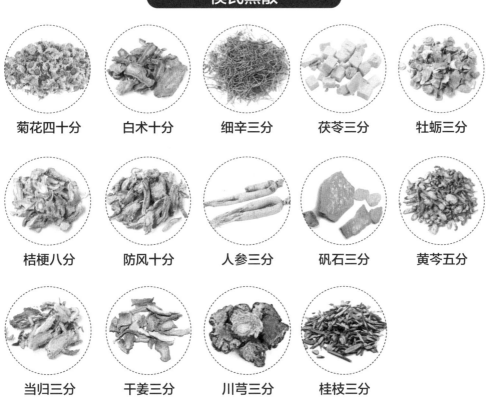

菊花四十分	白术十分	细辛三分	茯苓三分	牡蛎三分
桔梗八分	防风十分	人参三分	矾石三分	黄芩五分
当归三分	干姜三分	川芎三分	桂枝三分	

　　把以上十四味药研成末，用酒送服，每次一方寸匕，每天一次。刚开始服药的二十天，用温酒调服，不吃所有的鱼、肉和大蒜。保持饮食的清淡，等到第六十天的时候，药物已经积在腹中，留而不去，饮食的积热就被驱散了，清淡的饮食能够助长药效。

方药解析

　　方中的人参、白术、茯苓、干姜有温中、补脾益气的作用，可应对阳虚；当归、川芎可养血、活络，可应对血虚；桂枝、防风、菊花、细辛能够祛风、解表、散邪；桔梗能够宣肺行肺气；牡蛎、矾石可以固涩散化痰湿，黄芩可以泻热坚阴，既可以清除风化之热，又能减轻姜、桂带来的燥热。共用诸药，能够祛风散邪，填补气血。

菊花

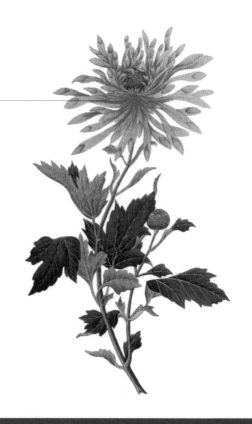

头状花序

功效: 散风、清热解毒、平肝明目。

主治: 目赤肿痛、眼目昏花、头痛
眩晕、风热感冒、疮痈肿毒。

原文

防己地黄汤治病如狂状,妄行❶,独语不休❷,无寒热,
其脉浮。

注释

❶ **妄行:** 行为不正常。

❷ **独语不休:** 自言自语,不停止。

译文

防己地黄汤,可以治疗狂躁不安,行为反常,
不停地自言自语,脉象浮,不怕冷也不发热的病症。

评析

心血不足,外邪就能乘虚而入,导致脉络闭郁,心失所主就会行为反常,不停地自言
自语,神思狂躁,不得安宁。患者的脉虽浮,但是没有怕冷和发热的表证,这说明病不在
表,这是血虚脉络空虚的征象,脉象必然浮而无力。病由乘正虚不足而始,外邪入中,治
疗应该以养血扶正为主,辅以祛风胜湿、温行血脉。

防己地黄汤

防己一钱　桂枝三钱　防风三钱　甘草二钱

上四味，以酒一杯，浸之一宿，绞取汁，生地黄二斤，㕮咀❶，蒸之如斗米饭久，以铜器盛其汁，更绞地黄汁，和，分再服。

词语注解

❶㕮咀：把药物切碎。

组成用法

防己地黄汤

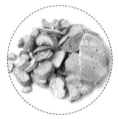 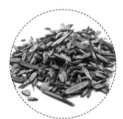 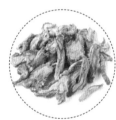 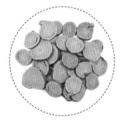

| 防己一钱 | 桂枝三钱 | 防风三钱 | 甘草二钱 |

把以上四味药，用一杯酒浸泡一夜，绞取出汁液；取二斤生地黄，切碎后蒸，用蒸一斗米饭的时间，用铜器接其汁液；绞取地黄汁。将这三种汁液混合起来，分两次服用。

方药解析

本方重用地黄，蒸制后入药，养血滋阴，凉血清心，通血脉，祛风湿；防风、防己、桂枝，疏风祛邪胜湿，领邪上出，甘草和中补气，温通血脉。诸药合用，滋养阴血，祛风清热，使得神智清明，言行不乱。

寸口脉沉而弱，沉即主骨，弱即主筋，沉即为肾，弱即为肝。汗出入水中，如水伤心，历节黄汗出，故曰历节。

注释

❶ 如水伤心：心主血脉，如水伤心是说水湿伤害血脉。

译文

寸口脉沉而弱，沉脉主骨病，而肾主骨，沉脉实表示肾亏；弱脉主筋病，肝主筋，弱脉实表示肝虚。本身肝肾亏虚，出汗的时候又用冷水洗浴，湿寒就会从汗孔进入身体，到达筋骨、肌肉，并且损伤血脉，所以会有多个关节产生疼痛，关节也会肿胀，一些地方还会有黄水溢出，这种病症称为"历节病"。

评析

文中从"寸口脉沉而弱"的角度阐述了历节形成的内因。"寸口脉沉而弱"表示里虚不足，"沉即主骨，弱即主筋，沉即为肾，弱即为肝"，表明是肝、肾亏虚，肾藏精、主骨，肝藏血、主筋，说明精血无法润养筋骨，致使外邪侵袭。肝肾不足又逢汗出之时，腠理开泄，却沐浴、淋雨或在水中作业，使得湿寒侵入人体。感到寒冷肌肤会收引，腠理关闭，不出汗，邪也不得出。寒湿久浸人体，阻塞经脉气血运行，因而历节肿大疼痛。寒湿化热蒸于骨节间，局部就会溢出黄汗。水湿之邪伤及筋骨血脉，导致气血运行不畅，所以说"如水伤心"。

原文

跌阳❶脉浮而滑，滑则谷气实，浮则汗自出。

注释

❶ 跌阳：切脉部位之一，为胃脉，位于足背上。

足背趺阳脉浮而滑，滑就说明胃中的谷气实，并且有热，浮就表示里热向外扩散，将津液蒸发了并向外排泄，所以汗就出来了。

评析

趺阳脉主胃，可用于判断胃的健康情况。"趺阳脉浮而滑"指的是趺阳脉往来流利，轻取即得。趺阳脉滑说明胃里面有实热，因而"滑则谷气实"。趺阳脉浮，是里热向外越的现象，在胃热的蕴蒸下，津液扩散出去，所以说"浮则汗自出"。在出汗时，腠理空疏，入风或水中，内热外邪相遇相搏，就会引起历节。所以汗出腠理开泄是历节发病的重要条件。

原文

少阴❶脉浮而弱，弱则血不足，浮则为风，风血相搏，即疼痛如掣。

注释

❶ 少阴：包括手少阴神门脉和足少阴太溪脉，手少阴神门脉在手掌后的锐骨端陷中，足少阴太溪脉在脚内踝后五分陷中。

少阴脉浮而弱，弱脉表示阴血不足，浮脉是受到了外来风邪的感染，阴血不足，风邪就乘虚而入，侵入人的筋骨关节，关节就会产生抽掣般的疼痛，这就是历节病。

评析

少阴脉分别主心、肾，少阴脉弱就说明心肾处的阴血不足，所以说"弱则血不足"；脉浮则表示外有风邪，所以说"浮则为风"。先有阴血亏虚，然后风邪就乘虚侵袭，由表进入血脉，正邪搏结使得经脉麻痹阻塞，气血不通，关节因而无法屈伸，有抽掣般的疼痛。

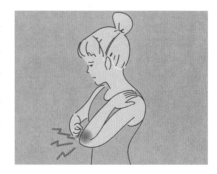

原文

　　盛人 脉涩小，短气，自汗出，历节痛，不可屈伸，此皆饮酒汗出当风所致。

注释

❶盛人：肥胖的人。

译文

　　外形肥胖的人，如果脉象涩而小，并且有短气、自汗、关节疼痛屈伸不利的症状，都是喝酒过多，再加上出汗时受到了风邪所导致的。

评析

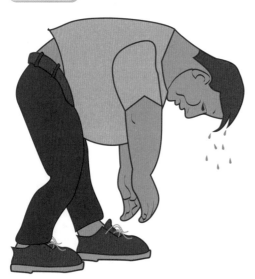

　　外形比较肥胖的人，如果气血充足，身体很强壮，脉象就应该滑而大。但是却出现了涩小的脉象，说明形盛但是气衰，外表看似有余，内里其实已经不足了。气虚不足，腠理则不固，会出现短气、自汗的现象。营卫虚弱，出汗，腠理空疏容易受到外来风邪的侵袭。肥胖的人身体本身偏湿，又喜欢喝酒，就更助长了湿邪。如果喝了酒又出汗，再加上被风邪侵袭，风湿内外相搏，在筋骨关节之间停滞，会阻碍气血的运行，于是导致历节疼痛，无法弯曲或伸展。

原文

　　诸肢节疼痛，身体魁羸 ❶，脚肿如脱 ❷，头眩短气，温温 ❸欲吐，桂枝芍药知母汤主之。

注释

❶ **身体魁羸：** 魁是"大"的意思，羸是"瘦"的意思，魁羸在此处用作偏义复词，偏重"羸"的意思，指人的身体很瘦弱。

❷ **脚肿如脱：** 形容两小腿麻木又肿胀的样子，像是要脱离了身体一样。

❸ **温温：** 与蕴蕴相同，表示心里郁郁不舒。

如果许多处的关节疼痛，身体消瘦，两脚异常肿大，头晕目眩，气短，心中郁结不舒服，并且时不时有呕吐的感觉，适合用桂枝芍药知母汤进行治疗。

评析

风湿侵入人体，滞留在筋骨关节之间，阻碍气血的运行，所以身体的多个关节会疼痛。风湿久了就会化热，会损耗气血，伤阴，使得肌肉不充，所以身体会变得消瘦；湿浊向下流动，无法外泄，导致双脚肿大；湿邪盛于体内，气机的升降受到阻碍，就会短气；清阳不升会导致头晕；湿邪干扰胃部，使胃失和降，所以郁郁不舒，想吐。风湿化热伤阴，阴虚则会内热，所以并不会有发热迹象。

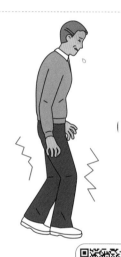

方剂原文

中医视频课

桂枝芍药知母汤方

桂枝四两　　芍药三两　　甘草二两　　麻黄二两　　生姜五两

白术五两　　知母四两　　防风四两　　附子二枚（炮）

上九味，以水七升，煮取二升，温服七合，日三服。

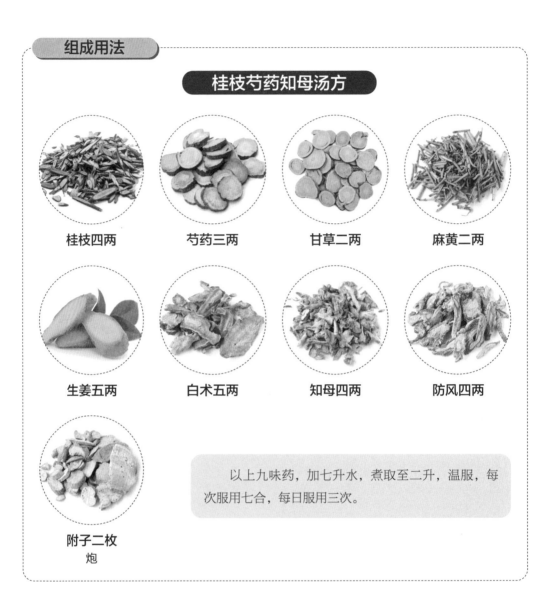

桂枝芍药知母汤方

桂枝四两

芍药三两

甘草二两

麻黄二两

生姜五两

白术五两

知母四两

防风四两

附子二枚
炮

以上九味药，加七升水，煮取至二升，温服，每次服用七合，每日服用三次。

方药解析

本方是由麻黄汤、桂枝汤、甘草附子汤三方进行加减而成的。方中麻黄、桂枝的效用是祛风通阳；附子的作用是通阳散寒、温经止痛；白术、防风的作用是祛风除表湿，健脾燥里湿；知母、芍药的作用是养阴清热；生姜祛风和胃，降逆止呕；甘草可和胃调中。白术、附子合用能缓解风湿病肌肉或关节疼痛。桂枝、麻黄与白术合用，能使之起微汗，有通阳的功效。本方药性偏燥，气血不足、肝肾两亏的人不适用本方。

病历节不可屈伸，疼痛，乌头汤主之。

译文

乌头汤主治关节屈伸不便利，疼痛剧烈的历节病。

评析

寒湿流向筋骨关节，阳气受到阻碍，气血凝滞不畅，关节就会剧烈疼痛，无法灵活屈伸。应当用有温经散寒、除湿宣痹功效的乌头汤主治。

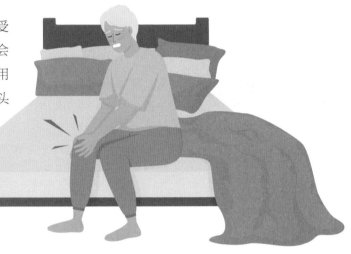

方剂原文

中医视频课

乌头汤方

治脚气疼痛，不可屈伸。

麻黄、芍药、黄芪各三两　甘草二两（炙）　川乌五枚咬咀，以蜜二升，煎取一升，即出乌头

上五味，咬咀四味，以水三升，煮取一升，去滓，内蜜煎中，更煎之，服七合。不知，尽服之。

乌头汤方

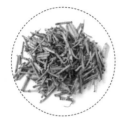

麻黄三两

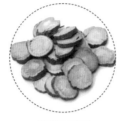

芍药三两

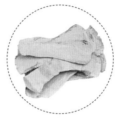

黄芪三两

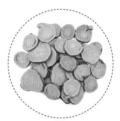

甘草二两
炙

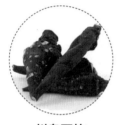

川乌五枚
㕮咀，以蜜二升，煎
取一升，即出乌头

以上五味药，先把前四味切碎，用三升水，煮到一升，去掉渣滓，放入最后一味药蜜煎乌头汁，再煎煮，每次服用七合，如果没有治愈，可以全部服用。

方药解析

本方中，麻黄可祛风发汗、宣痹透表；蜜煎乌头，能够温经散寒、止痛，并缓解乌头的毒性；芍药、甘草能够缓急止痛，行血宣痹，使关节屈伸变得顺畅；黄芪固表除湿，益气，与麻黄同用，能助麻黄的通阳功效，可扶正祛邪。这些药物能够使人体微微出汗，化解掉风寒湿邪。

需要注意的是，乌头是有毒的，用乌头时一定要掌握好使用的方法和剂量。如果服用乌头汤后，出现了舌、唇、肢体麻木，甚至头晕呕吐的症状，一定要重视起来；如果脉搏、呼吸及精神等方面一切正常，说明是有效的；如果服药后出现呼吸急促、心跳加快、脉搏偶尔停顿，甚至昏迷的现象，说明中毒了，一定要立刻进行抢救。

血痹虚劳病脉证并治第六

血痹的症状是身体局部麻木不仁，这是气虚血弱，受到风邪的感染，血液瘀滞而形成的。虚劳是脏腑虚衰而表现出的一种疾病，症状较为复杂，病势缠绵，诸虚不足。血痹与虚劳都是因为虚而导致的病症，所以放在一起讲述。

原文

问曰：血痹病从何得之？师曰：夫尊荣人骨弱肌肤盛，重困疲劳汗出，卧不时动摇，加被微风，遂得之。但以脉自微涩，在寸口，关上小紧，宜针引阳气。令脉和紧去则愈。

注释

❶ 尊荣人：养尊处优，很少劳动的人。

译文

问：血痹病是怎样患上的呢？老师答：那些养尊处优，不经常劳动的人，虽然外形上看起来很丰满，但实际上筋骨很脆弱。一旦进行劳作，出些汗，或者睡觉时有一些动作，受到风寒，就会发病。血痹患者如果脉象微涩，寸口、关部脉微紧，适合用针刺疗法，引动阳气，使气血运行变得顺畅，如果脉象平和不紧，那么血痹病会自愈。

评析

"血痹病从何得之"，血痹病的形成与正虚受邪有关。养尊处优的人，生活条件好，经常吃肥甘厚味，又缺少锻炼，看似肌肉丰满、强壮，实际上精气亏虚，体质柔弱，抵抗外邪的能力差，稍微劳作出汗，或衣被不严，就会发生血痹。气血不足是血痹形成的内因，诱发因素是受到风寒。

脉微表明阳气虚，脉涩表明血气不畅，关部小紧说明受到了风寒。邪还未深入，用针刺激发阳气，气行带动血行，祛邪外出，血痹也就自愈了。

血痹阴阳俱微 ，寸口关上微，尺中小紧，外证身体不仁，如风痹 ❷ 状，黄芪桂枝五物汤主之。

注释

❶ 阴阳俱微：既表示脉象，寸、关部浮取、沉取脉皆微，也表示病机，营卫气血皆虚。

❷ 风痹：是一类以肌肉麻木、疼痛为主要症状的疾病。

译文

血痹病，因为阴气阳气都很虚，所以寸、关部浮，沉取脉皆微，尺脉小中带紧，外在症状为身体像风痹一样麻木不仁，应当用黄芪桂枝五物汤主治。

评析

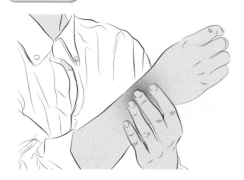

因为阳气被阻塞，血气运行不畅通，肌肤受不到温养，所以感觉部分肌肤麻木不仁，或有少许疼痛感，像风痹病一样身体麻木。但是后者的主要症状在于疼痛，二者实际上是不同的。应当用益气通阳行痹的黄芪桂枝五物汤治疗。

方剂原文

黄芪桂枝五物汤方

黄芪三两　芍药三两　桂枝三两　生姜六两　大枣十二枚

上五味，以水六升，煮取二升，温服七合，日三服。

黄芪桂枝五物汤方

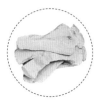

| 黄芪三两 | 芍药三两 | 桂枝三两 | 生姜六两 | 大枣十二枚 |

以上五味药，用六升水，煮取二升，温服七合，每日服用三次。

方药解析

　　黄芪桂枝五物汤，是由桂枝汤去掉甘草，生姜加倍，再加上黄芪组成的。本方黄芪为君药，可以补气温阳，润养肌肤；桂枝通阳，解肌祛风；黄芪、桂枝同用，去除表邪，补中有通，补益正气；芍药敛阴和营，使血脉通畅，去除血痹；生姜和大枣甘温益气，调和营卫，重用生姜是因为生姜能散寒辛温，能够协助黄芪、桂枝振奋卫阳，去除表邪。所以全方有温通卫阳，散寒除痹，补益气血的功能。

黄芪

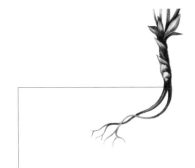

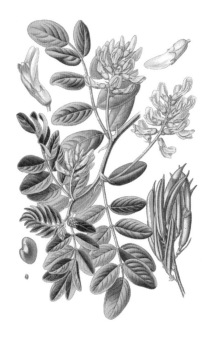

根

功效： 利尿、生肌、补气固表。

主治： 气虚乏力、自汗、水肿、久泻脱肛、子宫脱垂、疮口久不愈合等。

夫男子平人❶，脉大为劳，极虚亦为劳。

注释

❶ 平人：指的是从外表看，好像正常没有病，但实际上内脏气血已经虚损的人。

译文

男性外在看着正常，没有明显的病症，但脉象浮大无力或者特别虚的，是患了虚劳病。

评析

虽然说的是男子，但不是只有男子会患虚劳病。虚劳病的病理变化一般为阴精阳气亏损，房事过度是其中的一个原因，表明"男子"房劳过度，伤耗了精气。大脉分虚、实，脉象阔大而有力代表实，无力则代表虚，因劳而呈现的大脉，一定是大而无力的。这是阴精亏损，无法潜阳，阳气外浮造成的。极虚脉的脉象是轻取觉软，重按无力，脉来迟缓，这表示阴精亏损，阳气耗伤。大脉与虚脉虽然不同，但都反映了阴精阳气虚衰的现象，都为虚劳病的脉象。

原文

男子面色薄❶者，主渴及亡血，卒喘悸❷，脉浮者，里虚也。

注释

❶ 面色薄：指面色淡白没有光彩。

❷ 卒喘悸："卒"同"猝"。卒喘悸是指患者稍微活动，就会感到气喘心悸。

译文

男子如果面色淡白没有光泽，并且有口渴及失血的症状，少量的活动就会感到气喘心悸，脉象浮而无力，这些是里虚的表现。

　　心主血，表现在面部，阴血虚少，无法上达面部，所以面色淡白没有光泽。阴血不足，体内的津液就少，少了津液的濡润，人就会口渴。气虚难以摄血，所以有失血之象。肾气虚难以纳气，心血缺乏无法养心，所以稍微活动一下就会有气喘心悸的感觉。血虚气浮，脉浮而无力，所以说"脉浮者，里虚也"。

原文

　　男子脉虚沉弦，无寒热，短气里急 ，小便不利，面色白，时目瞑 ❷，兼衄，少腹满，此为劳使之然。

❶ 里急：腹中拘急而痛。

❷ 时目瞑：瞑意思是"目不明也"，时目瞑，是指时而看不清东西。

译文

　　男子的脉沉弦无力，没有怕冷、发热的症状，呼吸急促，少腹拘急，小便不利，胀满不适，脸色发白，有时看不清东西，兼衄血等症状，这是虚劳病的表现。

　　脉虚沉弦是说脉沉弦无力，是气血两虚的表现。因为肾气虚，没有办法纳气深入，所以短气；肾气虚，膀胱的气化能力就弱，水湿就会积蓄在膀胱处，所以小便也不利，且少腹胀满，拘急不适；血虚造成面色苍白；肝血不足，缺少对双目的濡养，所以有时视物不清。气虚不能摄血，所以兼衄。以上的症状都是由劳损导致的。

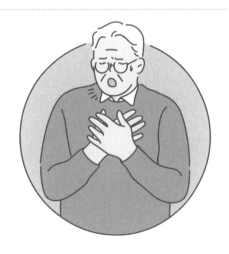

原文

劳之为病，其脉浮大，手足烦，春夏剧，秋冬瘥，阴寒精自出，酸削不能行。

注释

❶ 阴寒：阴指的是前阴。阴寒是说前阴有冷感，怕冷。

❷ 酸削：两腿酸痛。

译文

虚劳病人有脉象浮大无力的特点，手脚心发热，春天、夏天病情会加重，秋天、冬天病情会减轻一些。前阴有冷感，并且有滑精的现象，下肢疼痛，难以行走。

评析

虚劳病患者脉浮大，必然重按无力，这是真阴不足，阳浮于外的表现。阴虚生内热，所以手脚心发热，病属阴虚阳亢，春天和夏天木火旺盛，阳气外浮，阴气就更加虚，所以病情会加重；秋冬季节金水相生，这时的时令助长阴气，所以病情会减缓。阴虚损耗阳气，因而肾阳虚弱，无法温煦，且精关不固，所以前阴感觉寒冷，并且有滑精现象；精液损耗，肾精就更虚，充养不了骨髓，下肢因而疼痛无力，难以行走。

原文

男子脉浮弱而涩，为无子，精气清冷。

译文

男子如果出现浮弱而涩的脉象，说明他的生育能力丧失了，这是因为他的精液清、稀而冷的缘故。

评析

脉浮弱，即脉象浮取无力，这是真阳不足的象征；脉涩，说明往来不流利，表明精血衰少。男性有这样的脉象，说明他的精气衰少，真阴、真阳都不足，所以精液状态清、稀、不温，不能授胎，所以"无子"。

原文

夫失精家❶少腹弦急❷，阴头寒❸，目眩，发落，脉极虚芤迟，为清谷❹亡血，失精。脉得诸芤动微紧，男子失精，女子梦交❺，桂枝加龙骨牡蛎汤主之。

注释

❶ **失精家：** 经常梦遗、滑精之人。

❷ **少腹弦急：** 少腹部有拘急、不舒适的感觉。

❸ **阴头寒：** 前阴寒冷。

❹ **清谷：** 泻下清冷，完谷不化。

❺ **梦交：** 指夜梦性交。

译文

经常发生梦遗、滑精的男性，少腹拘急不适，前阴感到寒冷，眼睛昏花，头发多脱落，表明他的脉已经非常虚了，而且中空，往来也不畅利。失血的人以及下利清谷的人也可能有这种脉象。失精病人还可能有芤动或微紧的脉象。如果男子梦遗、女子梦交，可以用桂枝加龙骨牡蛎汤主治。

评析

本症是阴、阳两虚的虚劳遗精证。阴虚内热所以相火扰动，经常发生遗精，即做梦并有精出；时间久了就会损耗阴精，也必然损害阳气，于是出现滑精，即不做梦精液也会自出。肾阳亏虚，失于温煦，会造成少腹弦急、阴头寒。精血损耗引起眼花和脱发。脉极虚指脉象虚软无力，表明精气不足；脉芤迟是说脉象大中空、无力、迟，这也是阴、阳两虚的表现。极虚脉与芤

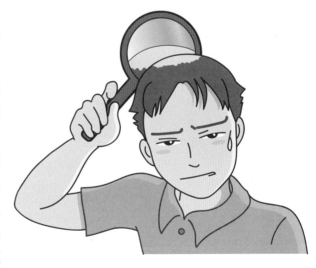

迟脉都是阴阳两虚的脉象，所以除了失精的人，失血以及下利清谷者会有这样的脉象。因为失血导致气脱，长期的下利清谷，阴津也会损耗，使得阴阳两虚。阴气没有阳气的固守，不可守会造成失精；阳气没有阴气的涵养，浮而不敛，因而出现梦交。需要用调和阴阳的桂枝加龙骨牡蛎汤主治。

桂枝加龙骨牡蛎汤方

桂枝、芍药、生姜各三两　甘草二两　大枣十二枚　龙骨、牡蛎各三两

上七味，以水七升，煮取三升，分温三服。

组成用法

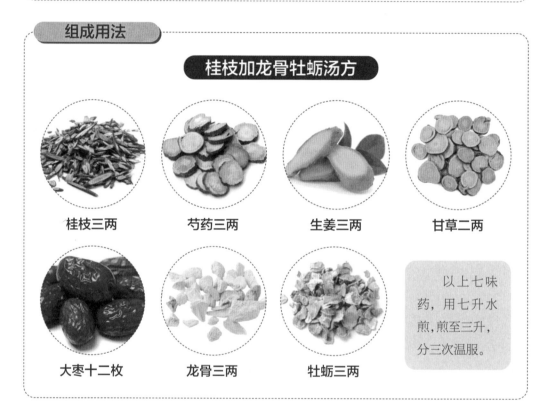

桂枝加龙骨牡蛎汤方

桂枝三两　　　芍药三两　　　生姜三两　　　甘草二两

大枣十二枚　　龙骨三两　　　牡蛎三两

以上七味药，用七升水煎，煎至三升，分三次温服。

方药解析

本方可用于治疗阴阳两虚之梦交失精证。方中，桂枝可以温阳，芍药可以敛阴，桂枝、芍药合用，能温阳配阴，调和阴阳；生姜、大枣助桂枝、芍药的药效，调和营卫；甘草能调和诸药，益气和中；龙骨、牡蛎的作用是重镇固涩，还可以潜阳入阴，使阴精不下泄，虚阳不上浮，阴阳相合，心肾交通，各种病症即可痊愈。

男子平人，脉虚弱细微者，喜盗汗也。

注释

❶ 喜：经常、常常的意思。

译文

男子的外形很正常，但是脉象却虚弱、细微，这样的人，必然经常盗汗。

评析

"平人"指的是脉象不正常，但人的身体却没有明显疾病的人，与前文词条中的"平人"是一个意思。虚脉、弱脉的人虽然都会有乏力的感觉，但前者脉象浮大，一般是阳虚，后者脉象沉小，一般是气血两虚。浮大与沉小的脉象，是不可能同时出现的。脉细是体状俱细，一般是阴血虚少，脉微是极细而无力，一般是阳气虚少。如果同时出现脉细、脉微的现象，是为正、虚不足之脉。阴虚无法守内，阳虚无法固外，所以会经常盗汗。

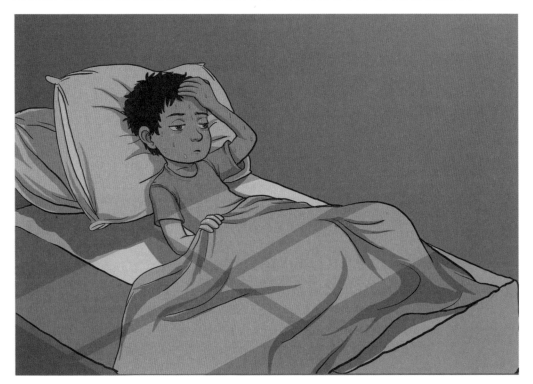

人年五六十，其病脉大者，痹侠背行 ，若肠鸣，马刀侠瘿 ❷ 者，皆为劳得之。

注释

❶ **痹侠背行:** 痹的意思是麻木不仁。侠，同夹。痹侠背行意思是感觉脊柱两旁麻木不适。

❷ **马刀侠瘿:** 马刀指生于腋下的结核，侠瘿指生于颈旁的结核。二者也常常被称为瘰疬。

译文

五六十岁的人，如果脉象大而无力，脊柱两旁麻木不适，还伴随着肠鸣，或者腋下、颈旁长了瘰疬，这都是患了虚劳病。

评析

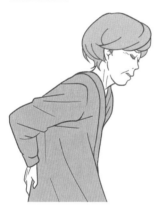

五六十岁的人，精气已经慢慢衰减了，所以脉象会虚大无力。由于气虚，不能温煦，血少失于濡养，经脉就会痹阻，脊柱两旁会出现麻木不适的感觉。如果脉象浮大无力，还能听到肠鸣，一般都是由脾气虚寒，运化不正常造成的；如果脉象虚大无力，还出现了马刀侠瘿，一般是阴虚阳浮，内热灼津化痰，痰火相搏造成的。这些症状虽然不同，有的寒，有的热，有的挟痰，但都是由虚导致的，所以脉象都会有浮大无力的特点，因而文中说"皆为劳得之"。

原文

脉弦而大，弦则为减，大则为芤，减则为寒，芤则为虚，虚寒相搏，此名为革。妇人则半产漏下 ❶，男子则亡血失精。

注释

❶ **半产漏下:** 半产，就是小产；漏下，指在非月经期间前阴下血不断。

脉象弦而大，弦重，按压则无力，故里主寒；脉大但是中空，如芤，因而主精血虚。如果以上两种脉象一起出现，就叫作"革脉"。革脉一般出现在妇女的脉象上，多是有小产、漏下的病症；在男子身上，一般为失血或者梦遗、滑精等症状。

评析

原文讲述了革脉的特点和形成机理。脉弦而大看上去像是邪实有余，其实不是这样。脉虽弦，但是重按却无力，说明是虚弦，表面阳气是衰减状态，所以说"减则为寒"。脉象虽大，按之却中空如芤，这表明阴血亏虚，所以说"芤则为虚"。这种浮大、下无、外急、中空，按上去像按鼓皮一样的脉象，称为"革脉"。革脉是由阴血亏耗，阴损及阳，阴不敛阳，虚阳外浮导致的。

原文

虚劳里急❶，悸，衄，腹中痛，梦失精，四肢痠疼，手足烦热，咽干口燥，小建中汤主之。

注释

❶ 里急：腹部有挛急的感觉，按上去不硬。

译文

虚劳病，如果腹部有挛急不适的感觉，按上去不硬，同时有心悸、出血、腹中痛、梦遗、四肢酸疼，以及手脚心烦热，咽干口燥等症状，应当用小建中汤主治。

评析

人体内阴、阳互是相互依存、制约和牵制的，因此虚劳病的病理过程多是阴虚及阳、阳虚及阴，或阴、阳两虚。阴虚会产生内热，阳虚会产生内寒，阴、阳两虚会使得寒热交杂。虚劳病属阴、阳两虚，有阴虚内热的表现，如手足烦热、咽干口燥等，也有阳虚内寒的表现，如里急、腹中痛等。缺少阳气阴血的充养，所以四肢疼痛不适；阴虚火扰，人的心神不安宁，会出现心悸、梦遗现象。这种阴阳两虚、寒热交杂的病症，不能只温阳或只滋阴，那样于事无补。用小建中汤可以调补脾胃，甘温建中，生血化气，调和阴阳。

小建中汤方

桂枝三两（去皮）　甘草三两（炙）　大枣十二枚　芍药六两　生姜三两　胶饴一升

上六味，以水七升，煮取三升，去滓，内胶饴，更上微火消解，温服一升，日三服。呕家不可用建中汤，以甜故也。

组成用法

小建中汤方

| 桂枝三两 去皮 | 甘草三两 炙 | 大枣十二枚 | 芍药六两 | 生姜三两 | 胶饴一升 |

将前面五味药，用七升水煮，煮至三升，去掉其中的渣滓，放入胶饴，用小火使其溶解，温服一升，每日服用三次。

方药解析

本方是由桂枝汤中芍药加倍，再加饴糖组成的。方中重用饴糖，饴糖为君，温中补虚，以建中气；芍药酸甘，能够滋阴敛营，补阴虚，又可助饴糖的功效，缓急止痛；桂枝温阳通阳，与饴糖共同作用，辛甘养阳，又可以跟芍药一同调营卫，调理阴阳；生姜大枣可以调和营卫；甘草可以补中，调脾胃，跟芍药共同作用，甘酸化阴。全方的目的在于调补脾胃，建立中气，中气立而后化生气血，气运，而后从阴引阳，从阳引阴，阴阳调和，寒热之证就会消失。方中重用饴糖，又有芍药敛阴，有呕吐症状的患者不适合服用建中汤，因为药味太甜。

虚劳腰痛，少腹拘急，小便不利者，八味肾气丸主之。

译文

虚劳病，如果有腰痛，少腹拘急不适，小便不畅利的现象，适合用八味肾气丸主治。

评析

肾的外府是腰，所以肾病会表现在腰上。虚劳腰痛是久病劳伤造成的，是由肾脏亏损引发的腰痛。"少腹"即"小腹"，从脏腑经络对应的体表位置来看，膀胱位于小腹之处，肾与膀胱互为表里，所以小腹是肾所主的，少腹是肝经循行的地方，所以"少腹"即"小腹"。一般病机与肾相关的，"少腹"作"小腹"解较合适，与肝相关的，"少腹"应按原字义理解。肾阳虚无法温养膀胱，导致膀胱气化不利，因而小腹拘急不适，小便就不畅利。肾阳虚类的虚劳病适用温阳化气的八味肾气丸主治。

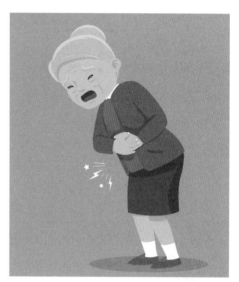

中医视频课

肾气丸方

干地黄八两　　山药、山茱萸各四两　　泽泻、牡丹皮、茯苓各三两　　桂枝、附子（炮）各一两

上八味末之，炼蜜和丸梧子大，酒下十五丸，加至二十五丸，日再服。

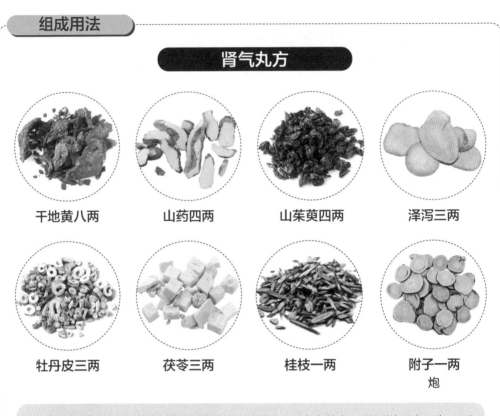

肾气丸方

干地黄八两　　山药四两　　山茱萸四两　　泽泻三两

牡丹皮三两　　茯苓三两　　桂枝一两　　附子一两
　　　　　　　　　　　　　　　　　　　　　　炮

以上八味药，研成细粉，用蜜炼制成梧桐子那么大的丸，用酒送下十五丸，可以加到二十五丸，每日服用两次。

方药解析

　　方中干地黄为君，有补肾滋阴、益髓填精的作用，《本草经疏》中就记叙了"干地黄乃补肾家之要药，益阴血之上品"。山茱萸可以补肝，涩精气；山药的作用是健脾、益肾精；附子和桂枝具有温肾助阳，鼓舞肾气的作用，与地黄一起用，则阴得阳生，阳得阴化，阴阳相济。茯苓能够健脾益肾；泽泻、牡丹皮可以降相火；茯苓与泽泻也能够利尿渗湿。这些药一起使用，既可以补，又可以泻，开合有度，补阴虚能生气，助阳之弱能化水。

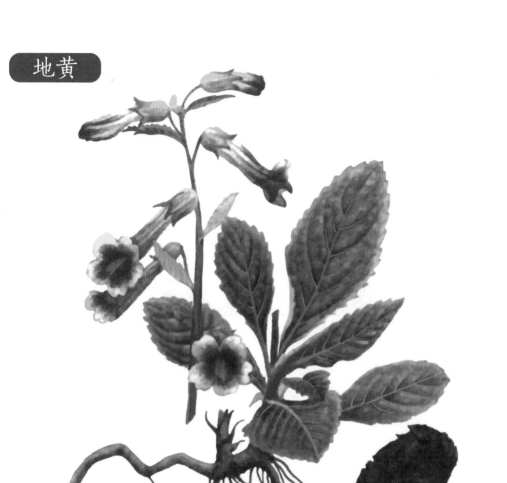

地黄

块根

功效: 鲜地黄可凉血,止血,清热生津;干地黄可清热凉血,养阴生津;熟地黄可补血滋阴,益精填髓。

主治: 鲜地黄用于舌绛烦渴、咽喉肿痛、热病伤阴、温毒发斑、吐血、衄血等;干地黄用于热入营血、吐血、衄血、热病伤阴、津伤便秘等;熟地黄用于肝肾阴虚、血虚萎黄、月经不调、崩漏下血、盗汗遗精等。

中医视频课

肺痿肺痈咳嗽上气病脉证治第七

本篇论述了上气三种病症肺痿、肺痈、咳嗽的病因和治疗。这三种病都是肺系的疾病，症状上有许多相似之处，而且在病机上是相互联系、相互转化的，所以将它们放在一篇论述。肺痿是由肺气痿弱不振、肺叶枯痿所造成的疾病；肺痈是肺部生的痈脓，是由热毒聚集在肺部，造成血肉腐败、蓄结痈脓的现象；咳嗽上气是内外合邪导致的疾病。

原文

肺痿吐涎沫而不咳者，其人不渴，必遗尿，小便数，所以然者，以上虚不能制下故也。此为肺中冷，必眩，多涎唾，甘草干姜汤以温之。若服汤已渴者，属消渴。

译文

肺痿患者，吐涎沫，不咳嗽也不渴的，一定小便很频繁，而且还会遗尿。这是上虚而不能制下所造成的，是肺里面虚寒导致的，一定会头晕，多唾涎沫，可以用甘草干姜汤温补。如果服了药后，出现口渴的症状，这是消渴的征象。

评析

肺痿的病因是上焦阳虚，肺中虚冷，致病机理是素体阳虚，寒化生病，或由虚热肺痿迁延不愈、阴损及阳导致。人的上焦阳气虚弱，阳虚就无法化气，就会气虚，气虚则不能摄取津液，也无法布津，津液就会停留在肺部，变成涎沫，所以患者会频繁地吐涎沫，也不觉渴。因为肺气虚寒，没有办法上逆，所以不咳嗽。

肺冷气阻，治节不用，所以水液会一直到达下焦，造成遗尿或频繁地小便，这就是原文中"上虚不能制下故也"的意思。这与肺气闭塞，无法通调向下，因而小便频繁的病机是相反的。肺痿患者的小便频繁，与消渴病患者的小便频繁不同，消渴病患者的小便频繁一定伴随着口渴、喝水多，而肺痿的病症没有口渴，可以以此来鉴别这两种疾病。

甘草干姜汤方

甘草四两（炙）　干姜二两（炮）

上吹咀，以水三升，煮取一升五合，去滓，分温再服。

组成用法

甘草干姜汤方

甘草四两
炙

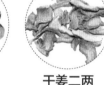

干姜二两
炮

将以上药物切碎，用三升水煮，煮取一升五合，去掉渣滓，分两次温服。

方药解析

炙甘草可以甘温补虚，干姜能够辛温散寒，辛、甘一同使用，具有温阳气，温肺气的效用，治节有权，气化功能正常，病症就会痊愈。方中，用于补虚的炙甘草，用量是温肺的干姜的二倍，表明以补益肺气为主。需要注意，干姜是炮制的，能够减其辛散之性，使之能守而不走，防止辛散再伤害肺气。

原文

咳而上气，喉中水鸡❶声，射干麻黄汤主之。

注释

❶ 水鸡：有两种说法，一说田鸡，即青蛙，一说鸡。水鸡声形容喉间发出不断的痰鸣声，像水鸡的叫声一样。

译文

咳嗽气喘，喉咙中会发出像水鸡一般的鸣痰声的患者，应该用射干麻黄汤主治。

　　咳嗽、喘急，喉中有痰鸣声，就是临床上的哮喘病。咳喘是由饮寒郁肺，致肺气逆而不降而导致的。寒痰水饮随着上逆之气上壅喉间，呼吸的气流与之相搏，痰与气相阻相搏，喉咙间就会发出像水鸡声一样的痰鸣。

方剂原文

射干麻黄汤方

　　射干十三枚　　麻黄四两　　生姜四两　　细辛、紫菀、款冬花各三两　　五味子半斤　　大枣七枚　　半夏（大者洗）八枚

　　上九味，以水一斗二升，先煮麻黄两沸，去上沫，内诸药，煮取三升，分温三服。

组成用法

射干麻黄汤方

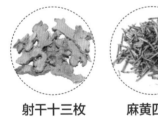
射干十三枚

麻黄四两

生姜四两

细辛三两

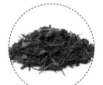
紫菀三两

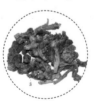
款冬花三两

五味子半斤

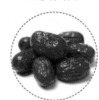
大枣七枚

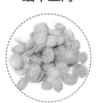
半夏八枚　大者洗

　　以上九味药，先用一斗二升水，将麻黄煮两沸，去掉上面的浮沫，再放入其他药煮，煮取三升，分三次温服。

射干麻黄汤的主药是射干和麻黄，射干有祛痰利咽的功效，对开痰结尤其有用，麻黄能够宣肺平喘。射干的苦寒与麻黄的辛温搭配，能够宣降肺气、辛开苦降、升发气机。生姜、细辛能够温散祛邪、降逆，半夏、紫菀、款冬花能够温肺化饮、止咳、降逆气，辅助射干、麻黄之功。五味子敛肺，防止细辛、麻黄、生姜等过于辛散而伤害肺气。大枣安中，与生姜共同和胃气。全方具有宣肺散寒，去痰化饮，平喘温肺降逆之功。

原文

咳逆上气，时时吐浊 ❶，但坐不得眠，皂荚丸主之。

注释

❶ 吐浊：浊同浊，吐出胶稠的浊痰。

译文

咳嗽、喘逆、气急，时不时会吐出稠浊痰涎，无法平躺，只能坐着，难以入睡的患者，可以用皂荚丸主治。

评析

此病症有两个特点：一是气逆壅盛，从"咳逆上气""但坐不得眠"可知，患者无法平卧，只能坐着呼吸，坐着也很难入睡，可见其气逆的程度之深。二是痰多，且不容易咳出，"时时吐浊"是说频繁地吐出黏稠的浊痰，不仅痰多，吐痰也不利。痰浊壅滞于肺部，频繁地吐痰也无法减轻咳逆喘满，平卧气逆更甚，虽坐不得眠。本症病势较急，要迅速清除痰浊，否则容易痰壅气闭。

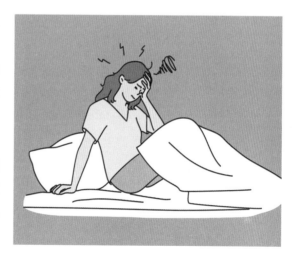

皂荚丸方

皂荚八两（刮去皮，用酥炙 ❶）

上一味，末之，蜜丸梧子大，以枣膏和汤服三丸，日三夜一服。

词语注解

❶ 酥炙：酥指的是牛或羊的奶所制的油。酥炙是将酥涂在皂荚之上，用火烘制。

组成用法

皂荚八两
刮去皮，用酥炙

皂荚丸方

将上面的一味药，研磨成末，用蜜炼制成梧桐子大小的药丸，用枣膏和汤送服三丸，白天服用三次，夜晚服用一次。

方药解析

皂荚丸只有皂荚这一味药，药的品类少但效力却不薄。皂荚味辛入肺，有非常强的除痰之力，能够涤痰开闭。因为皂荚的药性过于强大，是破积攻坚的峻药，还含有轻微的毒性，所以要用酥炙，这样不仅可以使药片变得酥脆，容易研成末，也能减轻药物的毒性。炼成蜜丸也能缓解药效的燥烈。最后用枣熬膏调开水送服，是为了保护脾胃。"日三夜一服"昼夜用药，是为了让药力保持更久。

咳而脉浮者，厚朴麻黄汤主之。

咳嗽而且脉象浮的患者，可以用厚朴麻黄汤主治。

评析

这一条写得很简略，只说了"咳而脉浮"的症状，以及用厚朴麻黄汤治疗，其致病机理应该从脉象与方药中分析。"咳"是咳嗽上气的意思，"脉浮"有多种说法，有的注家认为是邪在表导致的，如喻昌云"若咳而其脉亦浮，则外邪居多"，吴谦也认为"脉浮者，风寒病外也"，也有人认为"此非在经之表，为邪在肺家气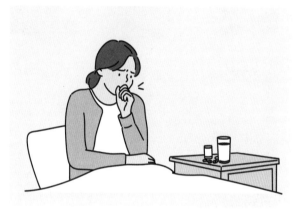分之表"。从《金匮要略》看，浮脉有主表，也有主里虚的，也有主病势趋于上的，结合泄满降逆、宣肺平喘的方药，证明这是饮邪挟热，上迫于肺，肺气上逆所造成的咳嗽上气病。

方剂原文

厚朴麻黄汤方

厚朴五两　　麻黄四两　　石膏如鸡子大　　杏仁半升　　半夏半升　干姜二两　细辛二两　小麦一升　五味子半升

上九味，以水一斗二升，先煮小麦熟，去滓，内诸药，煮取三升，温服一升，日三服。

厚朴麻黄汤方

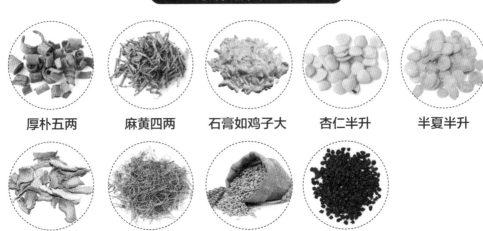

厚朴五两　　麻黄四两　　石膏如鸡子大　　杏仁半升　　半夏半升

干姜二两　　细辛二两　　小麦一升　　五味子半升

以上九味药，先用一斗二升水，把小麦煮熟，去掉渣滓，再把其他药放进去煮，煮取三升，温服一升，每日服用三次。

方药解析

厚朴麻黄汤方以厚朴为主药，可泄满下气，麻黄、杏仁为辅药，可以宣肺降逆平喘，细辛、干姜、半夏为佐药，温化寒饮，石膏可以清解郁热，五味子能够酸敛肺气，防止麻黄、细辛、干姜耗散肺气过多，小麦可以养胃，养正安中，顾护正气。诸药合用，则可降逆化饮、宣肺平喘，使上逆之势平，化解寒饮，宣肺如常，咳逆上气则自愈。

原文

脉沉者，泽漆汤主之。

脉沉的患者，用泽漆汤主治。

70

"脉沉者"一条讲述了水饮犯肺，饮邪偏于里的咳嗽症状的治疗方法，承接上条，因而也应当有上条的咳嗽、喘逆等症状。"脉沉"的病机是水饮内停，外溢到肌肤，侵犯肺部，有咳、喘、身体水肿的症状。

方剂原文

泽漆汤方

半夏半升　　紫参五两　　泽漆三斤　　生姜五两　　白前五两

甘草、黄芩、人参、桂枝各三两

　　上九味，㕮咀，内泽漆汁中，煮取五升，温服五合，至夜尽。

组成用法

泽漆汤方

半夏半升	紫参五两	泽漆三斤	生姜五两	白前五两

甘草三两	黄芩三两	人参三两	桂枝三两

　　将以上九味药切碎，加入到泽漆的叶汁中，煮取五升，温服五合，到夜晚前，将药物全部服用完。

　　本方是攻中兼补，温清并用之剂。泽漆是主药，能够消痰逐水，紫参辅之，能够利大小便以逐水，两味药一起用，有活血的效用，桂枝为佐，能够通阳化气，为化饮之助，生姜、半夏、白前能够化饮降逆，可以复肺之肃降，黄芩能够清泄郁热。这些药一起用，意在祛邪之实。人参、甘草可以益气补脾，补虚扶正。这些药搭配在一起，能够逐水通阳，主要功能是化饮降逆，辅助功能为清热、扶正，能够顾全标本。服法是每服五合，五升药服"至夜尽"，是为了让药力持续，使攻邪更彻底。

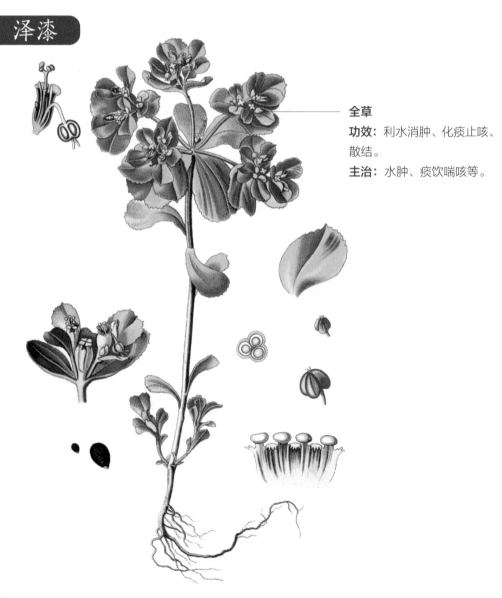

泽漆

全草

功效：利水消肿、化痰止咳、散结。

主治：水肿、痰饮喘咳等。

原文

大逆上气，咽喉不利，止逆下气者，麦门冬汤主之。

译文

虚火上逆，咳嗽气喘，咽喉处干燥不舒服的，可以用止逆下气的麦门冬汤主治。

评析

本症是津液枯燥，虚火上炎导致的。津液枯燥则阴虚，阴虚会使得火旺，火旺必然引发上炎。虚火影响肺部，肺部失其清肃，引发喘咳；虚火使津液减少，咽喉失去润泽，就会干燥不适，痰液变得黏稠，吐出来也不顺畅。本病的症状虽然现象在肺部，但根源是在胃上，胃液不足因而引发肺津不继，可以用麦门冬汤主治。

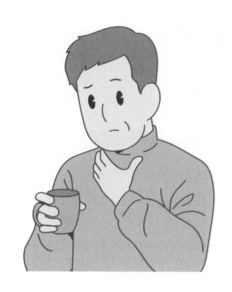

方剂原文

麦门冬汤方

麦门冬七升　　半夏一升　　人参三两　　甘草二两　　粳米三合
大枣十二枚

上六味，以水一斗二升，煮取六升，温服一升，日三夜一服。

麦门冬汤方

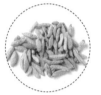
麦门冬七升

半夏一升

人参三两

甘草二两

粳米三合

大枣十二枚

以上六味药，用一斗二升水煮，煮取六升，温服一升，白天服用三次，夜晚服用一次。

方药解析

麦门冬汤中，重用麦门冬为主药，有润肺养胃，滋阴降火的作用；辅以人参、甘草、粳米、大枣，养胃益气，养胃则得以生津，生津则有阴液，共助麦门冬生阴；加入少量的半夏降逆下气，化痰开结，与大量的清润药物合用，其燥性得以控制。大量的麦门冬搭配少量半夏，使之没有滋腻碍胃，减少痰的生成；少量的半夏与麦门冬搭配，则不会温燥伤阴、不会助火，两相配合，相得益彰。

原文

咳而上气，此为肺胀，其人喘，目如脱状 ，脉浮大者，越婢加半夏汤主之。

注释

❶ 目如脱状：形容两眼胀突，像要脱出来了似的。

译文

咳嗽气逆，是肺胀病，气喘，两眼向外突出，如脱出状，脉象浮大有力的，用越婢加半夏汤主治。

本症是由平时体内有停饮，又感染外邪，内外合邪，肺气胀满所导致的。受到风热之邪的感染，邪入身体化热，体内的水饮与热结合，饮热阻塞了肺气，使得肺气胀满，上逆无法下降，出现咳嗽、喘急、肺气阻胀，无法内降也无法外泄，壅逆至上部使目如脱状。脉浮大是由饮热相阻、肺气胀满导致的。脉浮主病在表层，邪在上部；脉大主体内有热，邪气实。本症势较急，应该用越婢加半夏汤主治。

方剂原文

越婢加半夏汤方

麻黄六两　石膏半斤　生姜三两　大枣十五枚　甘草二两
半夏半升

上六味，以水六升，先煮麻黄，去上沫，内诸药，煮取三升，分温三服。

组成用法

越婢加半夏汤方

麻黄六两

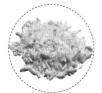
石膏半斤

生姜三两

大枣十五枚

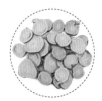
甘草二两

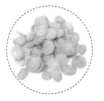
半夏半升

以上六味药，用六升水，先煮麻黄，去掉上面的浮沫，再将其他药放进去煮，煮取三升，分三次温服。

方药解析

越婢加半夏汤有宣肺泄热，降逆平喘的功效。本方重用麻黄与石膏，石膏的量比麻黄要多，表明本方的特点是宣肺降气，平喘，发散风热，半夏、生姜降逆气，化饮除痰，生姜既能帮半夏降逆，又能帮麻黄宣散，甘草和大枣可安中，有调和诸药之功。诸药并用，使风热得以宣泄，里饮得化，肺气宣发如常，病症自然消失。

原文

肺胀，咳而上气，烦躁而喘，脉浮者，心下有水，小青龙加石膏汤主之。

译文

肺胀病，咳嗽并且气逆，心中烦躁，喘息，脉象浮的，是心下有水饮症状，可以用小青龙加石膏汤主治。

评析

本症是心下向来有水饮宿疾，受到外部风寒的感染而诱发的。风寒束表，脉象浮，心下水饮向上，到达肺部，肺失宣降，出现咳嗽、气喘的症状，饮邪郁久化热，因而烦躁。本病的重点是"心下有水"，这也是本症病机的关键所在，是引起患者咳嗽喘息、烦躁的直接原因，所以特别指出"心下有水"，表示对此的强调。

方剂原文

小青龙加石膏汤方

麻黄、芍药、桂枝、细辛、甘草、干姜各三两　　五味子、半夏各半升　　石膏二两

上九味，以水一斗，先煮麻黄，去上沫，内诸药，煮取三升，强人服一升，羸者减之，日三服，小儿服四合。

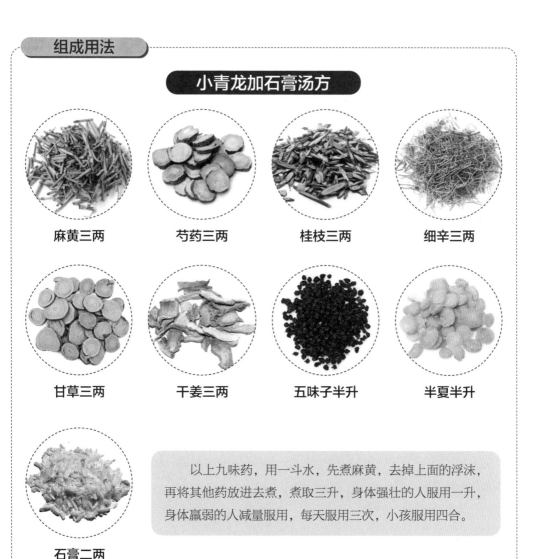

小青龙加石膏汤方

麻黄三两

芍药三两

桂枝三两

细辛三两

甘草三两

干姜三两

五味子半升

半夏半升

石膏二两

以上九味药，用一斗水，先煮麻黄，去掉上面的浮沫，再将其他药放进去煮，煮取三升，身体强壮的人服用一升，身体羸弱的人减量服用，每天服用三次，小孩服用四合。

方药解析

　　小青龙加石膏汤的作用是清热除烦，解表化饮，降逆平喘。方中麻黄、桂枝、细辛配合，可以解表散寒，麻黄可以宣畅肺气，桂枝能够温阳化饮，细辛与干姜、半夏搭配，有化饮降逆的功效，石膏可以清散郁热，除烦。以上药性性质温散，会出现耗散肺气、温燥营阴的问题，所以加入五味子来收敛肺气，加入芍药和其营阴，调和营卫，甘草调和诸药。小青龙加石膏汤是祛邪之剂，药物较为辛散温燥，所以服药剂量要根据体质的强弱以及服药者年龄的大小有所差别。

奔豚气病脉证治第八

本篇主要讲述了奔豚气病的病因、病机、症状和治疗方法。奔豚气病的发病动机比较杂，很多都是由精神上受到刺激而导致气机失调、郁滞，甚至逆乱而发为奔豚；也有的是因为脾肾阳虚，素体虚寒，受到寒邪侵袭，或者发汗太多损伤了阳气，阳虚阴盛，阴寒之气上逆而发。奔豚气病的特点是"气从少腹上冲咽喉，发作欲死，复还止"。奔豚气病的病名是由该病的症状和病机特点而来。奔是奔跑的意思，豚是小猪的意思，"奔豚"意为奔跑的小猪，表明本病像奔跑的小猪一样，发作突然、反复无常。

原文

奔豚气上冲胸，腹痛，往来寒热，奔豚汤主之。

 译文

奔豚气病发作时，气从少腹部起，冲到胸部，腹部疼痛，并且有寒热往来的症状，应当用奔豚汤主治。

评析

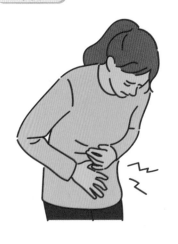

本症是由情志受到刺激，使得肝气郁结化热，随着冲气上逆而导致的。脘腹部是脾胃所在的地方，肝郁气滞，肝木侮土使得脘腹部疼痛。肝与胆是互为表里的，它们的气相通，肝受邪累及少阳，少阳之气不和，会出现寒热往来之症，这是肝郁奔豚必有的症状。针对奔豚病肝郁化热，气逆上冲的病机，需用疏肝清热，降逆平冲的奔豚汤主治。

奔豚汤方

甘草、川芎、当归各二两　　半夏四两　　黄芩二两　　生葛五两　　芍药二两　　生姜四两　　甘李根白皮一升

上九味，以水二斗，煮取五升，温服一升，日三夜一服。

组成用法

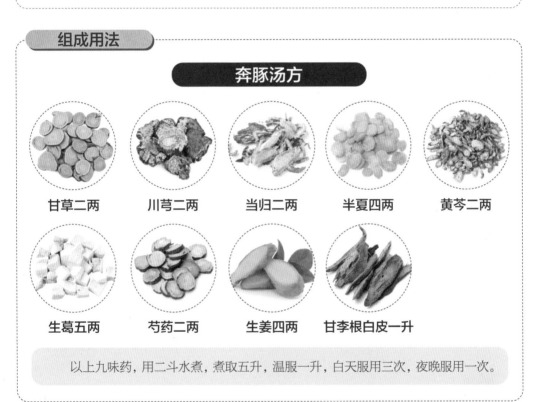

奔豚汤方

甘草二两　　川芎二两　　当归二两　　半夏四两　　黄芩二两

生葛五两　　芍药二两　　生姜四两　　甘李根白皮一升

以上九味药，用二斗水煮，煮取五升，温服一升，白天服用三次，夜晚服用一次。

方药解析

　　本症血虚肝郁为本，诱因为情志的刺激，肝郁化热，循冲脉上逆为标。治疗方法应当是下气降逆，调肝清热。方中的甘李根白皮，是李子树根的白皮，味苦，性大寒，可清热、降奔豚逆气，为主药。生姜、半夏擅长降浊止逆，二药常常同用，在这里可以协助甘李根白皮下气降逆，使上冲之气可以返下。生姜、半夏性温，与大寒的甘李根白皮同用，则去性取用。黄芩性味苦寒，有清热之功。生葛，是生的葛根，与黄芩同用，能够清肝热。当

归、芍药、川芎能够行血止痛，养血调肝，以顾其本。芍药与甘草能缓肝急、止腹痛。本症情势较急，所以需要昼夜服药，速解标急。

原文

发汗后，烧针令其汗，针处被寒，核起而赤者，必发奔豚，气从少腹上至心，灸其核上各一壮，与桂枝加桂汤主之。

译文

发汗后，依然没有痊愈的，又用烧针使之发汗，导致寒邪从烧针的地方侵入，使针刺处周围发起像果核一样的红肿，必然引发奔豚病，气从少腹部上冲至心胸部，治疗时要在红肿的烧针结核处各灸一壮，再服用桂枝加桂汤。

评析

本症首次发汗后，外邪没有去除，又用温针使之再次发汗，一定会导致阴液外泄，从而损伤阳气。表阳虚无法卫外，使寒邪复感；因虚而使邪滞于针处，造成部分部位血行瘀滞，形成像果核那样的红色硬结。里阳虚无法向下制阴寒，阴寒之气逆行向上凌心，所以病人会有气从少腹上冲至心下的感觉。此病症与心、肾两经相关，是外寒引起了内寒，寒气引发了冲气所致。治疗时需要外用灸法，温散寒邪，打通血脉；内服桂枝加桂汤，助长阳气，止冲逆。

方剂原文

桂枝加桂汤方

桂枝五两　芍药三两　甘草二两（炙）　生姜三两　大枣十二枚

上五味，以水七升，微火煮取三升，去滓，温服一升。

桂枝加桂汤方

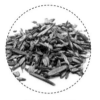 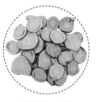

桂枝五两　　芍药三两　　甘草二两　　生姜三两　　大枣十二枚

以上五味药，用七升水，以微火煮，煮取三升，去掉渣滓，温服一升。

方药解析

方中，桂枝汤用于解肌散外寒，调和营卫，调动脏腑的气血，还可以温阳，帮助化气，温通血脉，再加桂枝使其辛温助阳的功效更强，可以通脉，平冲降逆。

原文

发汗后，脐下悸者，欲作奔豚，茯苓桂枝甘草大枣汤主之。

使用发汗治疗的方法后，如果脐下跳动，这是奔豚病的前兆。可以用茯苓桂枝甘草大枣汤主治。

评析

本症患者，下焦向来有水饮内停，气化不顺畅，再加上发汗的方式不恰当，造成心阳受到损害；心阳虚，不能够以下制肾水，下焦的水寒之气便乘虚发动，患者就会感觉到脐下跳动，有想要发奔豚的感觉。用茯苓桂枝甘草大枣汤主治，通阳降逆，培土制水，防止冲逆。

茯苓桂枝甘草大枣汤方

茯苓半斤　甘草二两（炙）　　大枣十五枚　　桂枝四两

　　上四味，以甘澜水一斗，先煮茯苓，减二升，内诸药，煮取三升，去滓，温服一升，日三服。甘澜水法：取水二斗，置大盆内，以杓扬之，水上有珠子五六千颗相逐，取用之。

组成用法

茯苓桂枝甘草大枣汤方

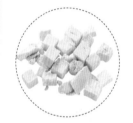

茯苓半斤

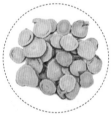
甘草二两　炙

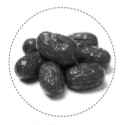
大枣十五枚

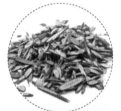
桂枝四两

　　以上四味药，用一斗甘澜水，先煮茯苓，减去两升后，再将其他药放进去，煮取三升，去掉渣滓，温服一升，每天服用三次。甘澜水法：用两斗水，放在大盆里面，用杓扬水，等水面上有五六千颗水珠相逐的时候，取用此水。

方药解析

　　本方重用茯苓，茯苓可以利水消饮，使水向下走；桂枝的作用是平冲降逆，化气行水，与炙甘草同用，还可以通阳；大枣、甘草能够健脾培土，以制水饮，制其上冲逆气。这些药物一起使用，能起到利水通阳，平冲降逆的效果。方中先煎茯苓，是因为久煎后药力强劲，使它的渗泄下行的功效能够更好地发挥。用甘澜水煎药，后世注家有两种说法，一种说法认为，将水扬之后，去除水的阴柔之性，使其不助长下焦水饮之邪；一种说法认为，水扬作甘澜，减少水的下趋之性，让药力留一部分在上焦，使其能够发挥作用。

胸痹心痛短气病脉证治第九

本篇讲述了胸痹与心痛的致病原因、致病机理与治疗方法，还对胸痹心痛中常伴的短气症状进行了描述。胸痹病是由胸阳不振，阴寒邪气痹阻清阳，使胸阳滞塞不通引发的疼痛，主要症状是胸部闷、胀，或胸膺部疼痛。心痛病是邪位于心，在于心之包络，病位包括心前区、胸骨后乃至胃脘上腹部或左侧背部。短气病指胸痹心痛中出现的呼吸急促、紧迫的症状。

原文

胸痹之病，喘息咳唾，胸背痛，短气，寸口脉沉而迟，关上小紧❶数，栝楼薤白白酒汤主之。

注释

❶ 小紧：脉象细小紧急。

译文

胸痹病，呼吸紧迫急促，咳嗽吐痰，喘息，胸背部牵引作痛，呼吸气短，寸口脉沉而迟滞不前，关上脉细小紧急、跳动不安的，可以用栝楼薤白白酒汤主治。

评析

胸痹病，胸阳不振，中下焦的阴气逆行向上，脾升肺降，气机受到阻碍，痰饮占据阳位，肺部失其清肃，出现喘息咳唾的症状；阴浊在胸部滞阻，使得胸背部的气血无法联通交贯，出现"胸背痛"；气机闭阻，呼吸不顺畅，因而"短气"。文中的喘息咳唾、胸背痛、短气，是胸痹病发作时的主要症状，"寸口脉沉而迟，关上小紧数"是胸痹病的主要脉象。本症的主要病机是胸阳受阻，痰滞气逆，可以用通阳散结、豁痰下气的栝楼薤白白酒汤主治。

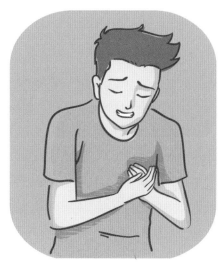

栝楼薤白白酒汤方

栝楼实一枚（捣）　薤白半斤　白酒七升

上三味，同煮，取二升，分温再服。

组成用法

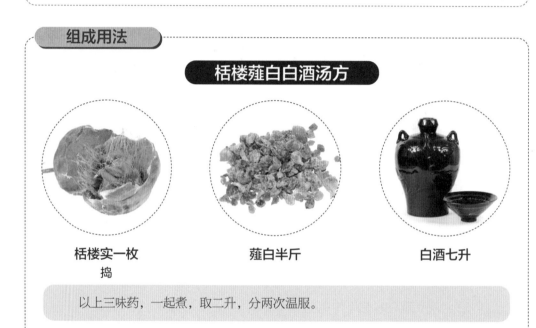

栝楼薤白白酒汤方

栝楼实一枚
捣

薤白半斤

白酒七升

以上三味药，一起煮，取二升，分两次温服。

方药解析

　　本病是由上焦阳虚，寒饮滞塞引起的。栝楼实苦寒滑润，有开胸通窍，荡涤痰浊的作用，作为君药。栝楼实性寒凉，荡涤后，上焦阳气更虚，只有暂时的效果，痰浊还会继续产生和滞塞，所以搭配薤白辛温通阳，豁痰下气，通上焦之阳，去除胸中的寒气。白酒，《金匮要略语译》（中医研究院编）中认为是米酒，"米酒初熟的，称为白酒"，曹颖甫认为是高粱酒，丹波元简认为是米醋。《备急千金要方》中，将白酒称为白酢浆。《外台秘要》中引用《伤寒论》栝楼薤白白酒汤，也称白酒为白酢浆。《说文》中也说"白酒，酢浆也"，所以此处白酒应该是米醋。白酒温通酸收，可温阳开痹，使气上行。诸药共用，使得阴浊消散，胸阳通畅，胸痹也就会消失。

胸痹不得卧，心痛彻背者，栝楼薤白半夏汤主之。

注释

❶心痛彻背：心痛放射至后背区域，牵引背脊会有疼痛感。

译文

胸痹病，心胸部位的疼痛牵引至背部，无法平卧的，用栝蒌薤白半夏汤主治。

评析

本条是"胸痹"之症，所以一定具备上一条"喘息咳唾、胸背痛、短气"等症状以及"寸口脉沉而迟，关上小紧数"的脉象，在以上的基础上，加上"不得卧"的症状，这是因为痰浊在胸中壅塞，使得肺气上逆，坐立时肺气能肃降，平卧则痰气上壅更严重，卫气无法入阴，神气失守导致的。"心痛彻背"是因为背为胸之府，心之俞在背，痰涎在胸中阻塞，使心阳无法通达背部，脉络不通，所以心痛牵引着背部，都会疼痛。

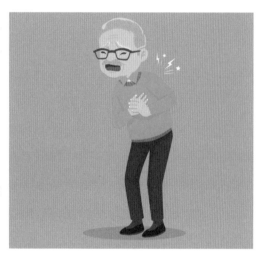

方剂原文

栝楼薤白半夏汤方

栝楼实一枚（捣）　　薤白三两　　半夏半斤　　白酒一斗

上四味，同煮，取四升，温服一升，日三服。

栝楼薤白半夏汤方

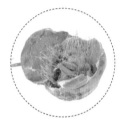

栝楼实一枚
捣

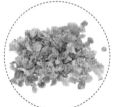

薤白三两

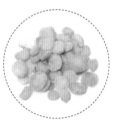

半夏半斤

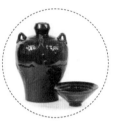

白酒一斗

以上四味药，一同煮，取四升，温服一升，每日服用三次。

方药解析

本病是胸阳不振，痰涎在胸中淤塞导致的。治疗应该以通阳散结，消痰下气，逐饮降逆为主。方中栝楼能够开胸涤痰，薤白能够疏通滞塞，散结，半夏能够逐饮降逆，祛痰开结。相较于上条，本条的病情更重，所以药方中加入了半夏，增强豁痰降逆的药效。

原文

胸痹心中痞❶，留气结在胸❷，胸满，胁下逆抢心❸，枳实薤白桂枝汤主之；人参汤亦主之。

注释

❶ 心中痞：痞是痛的意思，也指气隔不通。心中痞是说胃脘部有满闷不舒，阻塞不通、疼痛的感觉。

❷ 留气结在胸：胸中有寒饮羁留，阻塞了气机，留结成痞。

❸ 抢心：抢是冲突、冲刺的意思。"抢心"同"撞心"，指胁下的逆气向上，冲撞心胸。

译文

胸痹病，胃脘部位有痞塞不舒服的感觉，有气郁结，留滞胸中，胸部满闷，胁下有一股气上冲心胸，可以用枳实薤白桂枝汤主治，也可以用人参汤主治。

　　胸痹，既有心中痞的症状，又有胃脘壅塞不通的感觉，再加上"胸满"的症状，探究致病的原因，与"留气结在胸"相关，胸阳滞痹阻塞，所以水饮痰浊之阴邪从胸部到心，留结成痞。"胁下逆抢心"，是因为饮气不单从心胸干扩展到胃，甚至波及了两胁的少阳经脉，阴寒饮邪在此形式下上逆抢心，胸胃的阳气无法支持气机，所以本病有如下的特点：饮停气滞、阴寒结于体内、上冲、横逆。这些症状是寒湿痰饮之实证，治疗应当通阳开结、泄满降逆，这就是尤怡《金匮要略心典》中所述"去邪之实，即以安正"，用枳实薤白桂枝汤主治。如果是阳虚寒滞的患者，治疗应以温理中阳为主，乃尤怡《金匮要略心典》所述"养阳之虚，即以逐阴"，用人参汤主治。

方剂原文

枳实薤白桂枝汤方

枳实四枚　厚朴四两　薤白半斤　桂枝一两　栝楼实一枚（捣）

上五味，以水五升，先煮枳实、厚朴，取二升，去滓，内诸药，煮数沸，分温三服。

组成用法

枳实薤白桂枝汤方

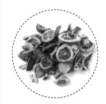   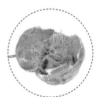

| 枳实四枚 | 厚朴四两 | 薤白半斤 | 桂枝一两 | 栝楼实一枚捣 |

　　以上五味药，用五升水，先煮枳实和厚朴，取二升，去掉渣滓，再将剩下的药放进去煮，煮沸几次后，分三次温服。

　　枳实薤白桂枝汤，又叫作栝楼薤白桂枝汤，是由栝楼薤白白酒汤去掉白酒，加入枳实、厚朴、桂枝组成的。本条胸痹的症状有心中痞、胸满、胁下逆抢心等，症状中痞气较重。胸痹是有形之痰水，所以会疼痛，但是不满。痞气是无形之气，所以会满，但是没有疼痛感。如果同时包含痛、满的感觉，就说明痰水与结气二者都有。对于有形的痰水，需要服用栝楼、薤白来豁痰开结。对于无形的气，需要用枳实、厚朴来消痞泄满降逆。此症有胁下逆抢心的症状，白酒味酸，酸可以补肝，会助力逆气向上冲，所以不能加入白酒，而加入桂枝，桂枝有温通阳气的功能，还可以振降逆气。久煮枳实、厚朴，挥发太过，只得其味，不得其气，为防止其过燥，煎到一半的时候要去除渣滓，煮桂枝、栝楼、薤白数沸。这样每味药煮的时间其实不长，只取了药的气，不取各药的味，以气化气，消除痞满逆抢，化解浊阴的同时，不燥真阴，振微阳的同时，不亢浮阳。

方剂原文

人参汤方

人参、甘草、干姜、白术各三两

上四味，以水八升，煮取三升，温服一升，日三服。

组成用法

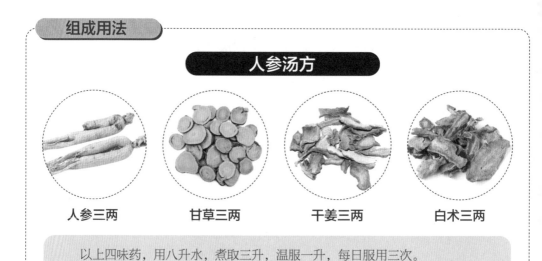

人参汤方

| 人参三两 | 甘草三两 | 干姜三两 | 白术三两 |

以上四味药，用八升水，煮取三升，温服一升，每日服用三次。

人参汤的用药与理中汤是完全一样的，《外台秘要》的方后也标注了"理中汤亦主之"，因而，此处的人参汤就是理中汤。方中，人参的作用是补气，干姜的作用是温胃，白术可以健脾燥湿，甘草能够补中。这些药物同用，有振奋阳气的功能，使阴寒自然消解，那么各种症状都会消失。病在上焦，却医治中焦，是因为胸中的痰水是由脾胃虚寒导致的，无法健运而停蓄，所以温中燥湿才是治疗的关键和根本。"执中央以运四旁"就是这个意思。枳实薤白桂枝汤是攻邪以安正，人参汤是扶正以胜邪。同样的病症，但是有两种不同的治疗方法，一攻一补，这跟病的时间长短与邪正虚实有关。

原文

　胸痹，胸中气塞，短气，茯苓杏仁甘草汤主之；橘枳姜汤亦主之。

　感到胸中闷塞，呼吸难以续接、气短的胸痹病，用茯苓杏仁甘草汤主治；也可以用橘枳姜汤主治。

评析

本条先点出"胸痹"，说明虽然有"喘息咳唾""胸背痛"的症状出现，但"胸中气塞""短气"的症状更为明显。胸为气海，肺是呼吸的通道，如果阳气宣发，就不会有痛痹之感；胸阳不宣，阴邪生成水饮，饮停而气机阻滞，因而"胸中气塞""短气"，主要的致病机理是饮阻气滞。

如果主要症状为"胸中气塞"，并且有短气的表现，说明胸胃里面积了气，无法通调水道，津液无法下行，气滞比饮阻更甚，应当先疏导肺胃的气机以散饮，气体通畅则水行，用橘枳姜汤主治。

如果主要症状是"短气"，并有气塞现象，说明胸部先有积水，水行不畅，阻碍了气体的出入，出现短气，饮阻比气滞更甚，治疗应当先利水宣肺，水行通畅则气通，用茯苓杏仁甘草汤主治。

茯苓杏仁甘草汤方

茯苓三两　杏仁五十个　甘草一两

上三味，以水一斗，煮取五升，温服一升，日三服。不差，更服。

组成用法

茯苓杏仁甘草汤方

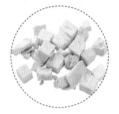

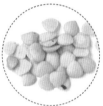
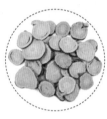

茯苓三两　　　杏仁五十个　　　甘草一两

以上三味药，用一斗水煮，煮取五升，温服一升，每天服用三次。吃了一剂没有痊愈的，可以继续服用。

方药解析

茯苓杏仁甘草汤的效用是宣肺利气化饮。上焦阳虚，水液难行，导致湿气入肺中，化作湿痰，湿痰对呼吸有阻碍作用，使之出现喘息痰鸣或短气。茯苓的作用是渗湿利水，主胸胁逆气、膈中痰水，能促进水液渗利，排除肺部的湿气；杏仁的作用是降气宣肺、祛痰，主咳逆上气，胸间水饮。茯苓、杏仁搭配，既可渗利又可攻泄，甘草补中和中，去邪不伤正。

橘枳姜汤方

橘皮一斤　枳实三两　生姜半斤

上三味，以水五升，煮取二升，分温再服。

橘枳姜汤方

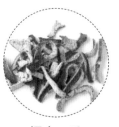

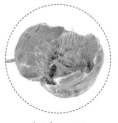

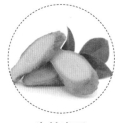

橘皮一斤　　　　枳实三两　　　　生姜半斤

以上三味药，用五升水煮，煮取二升，分两次温服。

方药解析

　　橘枳姜汤的功用是温胃理气散结。中焦阳虚无法充分吸收水液，湿气在胃里面停滞，就会变成痰饮。痰饮存于胃部，会造成呼吸气塞、心下胀满。方中橘皮芳香，作用是理气化痰、健脾和胃、燥湿行滞；生姜辛辣，作用是温通散寒、蠲饮止呕。橘皮、生姜合用，能使胃气运转，使痰湿消除。又加入了枳实，可以开胸结、消胀满、除痰癖。这些药搭配在一起，能够正本清源，消除气塞等症状。

原文

　　心中痞，诸逆❶心悬痛❷，桂枝生姜枳实汤主之。

注释

❶ 诸逆：是指阴寒水饮从心下胁肋处，上逆到心胸。

❷ 心悬痛：悬，指的是用线、绳维系、束缚。心悬痛，形容心中像被绳子束缚住那样的窒痛感，是现代所讲的"窒息状"的心痛之感。

译文

　　心中痞塞郁结，在心下滞留的各种水饮或寒邪冲逆而上，导致心胸闷塞窒痛的，用桂枝生姜枳实汤主治。

本条的主要症状是"心中痞""心悬痛"，这两个症状的形成原因是诸逆。阴寒水饮郁结在膈间，上逆到心胸处，致使心下停滞着痰涎、水饮、寒邪，脘部痞闷不通，这跟心胃处的气不振有关。胃阳不振导致水饮不化，心阳不足，心下的痰涎、水饮、寒邪趁机上逆，称为诸逆。阴寒水饮逆上于心脉，经脉出现拘急之象，心阳不宣，气逆上抢心，致使心胸憋闷，气塞，干呕，心窝部位牵引作痛，称为心悬痛。严重的，经脉闭塞凝滞，致心系弦急，疼痛窒息感强烈，几欲死。"诸逆"的病机是痰饮气逆，所以治疗时应当通阳逐饮，以降逆消痞。

方剂原文

桂枝生姜枳实汤方

桂枝、生姜各三两　枳实五枚

上三味，以水六升，煮取三升，分温三服。

组成用法

桂枝生姜枳实汤方

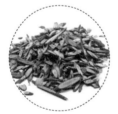

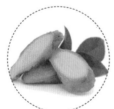

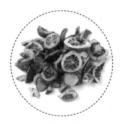

桂枝三两　　　生姜三两　　　枳实五枚

以上三味药，用六升水煮，煮取三升，分三次温服。

方药解析

本方中，桂枝的作用是宣复心阳，平冲降逆，枳实的作用是开结下气、消痞除满，生姜的作用是和胃降逆、温胃散寒除饮，诸药并用，则痞结开，诸逆平，悬痛也会自然停止。

腹满寒疝宿食病脉证治第十

中医视频课

本篇主要论述了腹满、寒疝、宿食病的脉象以及治疗方法。这三种病在病位、证候、病机、脉象及治疗上有很多相似的地方，所以放在一起论述。这三种病的病位都在胃肠，腹满还跟脾、肝、肾有关，寒疝则跟肝、脾相关，宿食在于脾、胃肠，病位都在于腹部。三者证候上都有脉弦紧、腹部胀满疼痛之症。在治疗方法上，腹满和寒疝均以虚寒为病机，腹满和宿食成因有相似之处，因而它们的治疗方式可以互相参考。

原文

腹满时减，复如故，此为寒，当与温药。

译文

病人腹部有胀满的感觉，有时会减轻，有时会加重的，是由寒邪引起的，应当用温药治疗。

评析

脾胃部虚，导致运化失调，虚寒之气在脾胃中淤塞，就出现腹满的症状。如果清阳得长，寒得阳煦，腹满的症状就会好转。如果浊阴加强，又会像之前一样有腹满的症状，呈现寒邪时而聚集时而消散的特点。本病有中阳不足的特点，也是虚寒引起的，所以要用温药治疗。

原文

病者痿黄❶，燥而不渴，胸中寒实，而利不止者，死。

注释

❶痿黄："痿"同"萎"，意思是肤色黯淡枯黄，没有光泽。

如果患者的肤色黯淡枯黄，没有光泽，有烦躁，口中不渴的症状，是寒实之邪在胸中郁结造成的，如果还有下利不止的症状，就是危重之症了。

评析

患者的胸中有寒实，损伤了脾胃中的阳气，脾气衰败，所以皮肤枯黄黯淡，没有光泽。寒实内结所以患者不渴。患者胸中阴盛阳微，失于平衡，所以会躁动不安。如果病情加重，阳气衰微，就无法巩固脏气，下利就会很严重，这时病情就危险了，会危害到患者的生命。

原文

> 寸口脉弦，即胁下拘急而痛，其人啬啬 ❶ 恶寒也。

注释

❶ 啬啬：瑟缩、畏寒的样子。

寸口见弦脉，患者必然会出现两胁拘急疼痛，瑟缩发抖，恶寒的症状。

评析

寸口脉主表，弦脉主寒主痛，寸口脉弦则说明表面有寒，所以人会瑟瑟发抖，怕冷。胁下为肝，肝气挟寒，因而胁下拘急疼痛。寸口脉主表，肺合皮毛，表皮受到寒邪的侵袭，营卫失于调和，因而发抖恶寒。

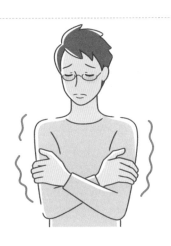

原文

夫中寒家，喜欠。其人清涕出，发热色和者，善嚏。

译文

体质一向虚寒，中阳不足的人，会经常打呵欠，如果出现流清鼻涕，发热，但面色正常的现象，说明受到了外邪的感染，因而容易打喷嚏。

评析

中寒家指的是中焦阳虚、阴寒内盛的人，如果再受到外界寒邪的感染，寒邪堵塞肺窍，所以鼻子流清涕。导致流清涕的另一个原因是中阳虚，脾难以化津。外部的寒邪损伤了肌表，卫阳受到阻遏，郁结导致发热；寒邪没有侵犯内里，所以面色不变；正气想要祛邪外出，所以容易打喷嚏。

原文

中寒，其人下利，以里虚也，欲嚏不能，此人肚中寒。一云痛。

译文

体质虚寒的人，受到外邪感染以后，会导致大便泄泻。这是里阳太虚导致的，想要打喷嚏但是打不出来，这是腹中寒导致的。

评析

病人身体虚，阳气无法卫外，寒邪郁结，清阳下陷，导致里虚泄泻，里阳难以抵挡外邪的侵袭，所以在感受到风寒的时候，想要打喷嚏但是打不出来，这是因为腹中有寒邪凝滞，是里阳虚衰的表现。

原文

夫瘦人绕脐痛，必有风冷❶，谷气不行❷，而反下之，其气必冲，不冲者，心下则痞也。

注释

❶ 风冷：贪食寒凉之物，感受寒凉。

❷ 谷气不行：饮食不消化，大便不通畅。

译文

病人身体瘦弱，脐附近疼痛，这是受到了风冷寒邪，饮食难以消化，谷气滞留，导致的大便不通，如果用下法治疗，就会使得腹中气逆上冲，如果气没有上冲，在心下郁结，就是痞满之症。

评析

瘦人长期中焦虚寒，没有足够的气血来源，再加上贪食生冷，寒邪侵犯于里，在腹中凝滞，所以脐周围有疼痛的感觉。寒邪阻滞了胃肠的气机，致使谷气滞留，应当用温下法治疗。

原文

病腹满，发热十日，脉浮而数，饮食如故，厚朴七物汤主之。

译文

病人腹部胀满，已经发热十多天，脉象浮且数，饮食如常者，用厚朴七物汤主治。

评析

患者发热十日说明发热的时间很久，应当比腹满的时间长，指出受到风寒感染，化热，十多天也未消除，邪热存在表层，所以脉浮而数。热邪入里，津液受到损伤，影响肠部，肠中实热内结，出现腹满的现象。发热、腹满一定会伴随着大便干燥、口干、口苦的症状，病变主要在肠，脾胃还没有受到影响，所以饮食是正常的。里实已成，不能单单解表；只通里也不行，无法根除病根，应当表里双解，用厚朴七物汤治疗。

96

厚朴七物汤方

厚朴半斤　甘草三两　大黄三两　大枣十枚　枳实五枚
桂枝二两　生姜五两

上七味，以水一斗，煮取四升，温服八合，日三服。呕者加半夏
五合，下利去大黄，寒多者加生姜至半斤。

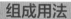
组成用法

厚朴七物汤方

 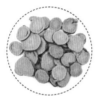   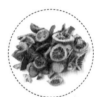

厚朴半斤　　　甘草三两　　　大黄三两　　　大枣十枚　　　枳实五枚

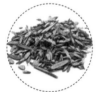

桂枝二两　　　生姜五两

以上七味药，用一斗水煮，煮取四升，温服八合，每天服用三次。有呕吐症状的再加五合半夏，有下利症状的去掉大黄，寒象重的，加生姜到半斤。

方药解析

本方是用厚朴三物汤加上桂枝汤去掉芍药组成的，厚朴三物汤的作用是行气除满，泻里实热，桂枝汤的作用是解表邪，调和营卫。因症状为腹胀满，所以去掉芍药之酸敛。如果呕吐，是胃气上逆，可加半夏，降逆止呕。如果下利，说明伤了脾气，因而要去掉大黄，避免泻下重，损中阳。寒多为寒凝气滞，表邪较重，加大量的生姜，温胃散寒。

腹中寒气，雷鸣切痛，胸胁逆满，呕吐，附子粳米汤主之。

译文

腹内有寒气，阴寒内盛，肠鸣如雷，疼痛剧烈，像刀切一般，寒气逆向上冲，引起胸胁胀满、呕吐，可以用附子粳米汤主治。

评析

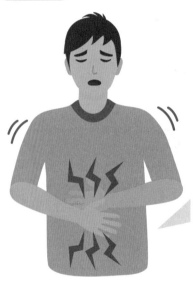

"腹中寒气"是脾胃阳气弱，而阴寒之气盛所导致的，病因是脾胃虚寒，水气停留于其中。寒气水湿，在胃肠流转，因而会出现肠中雷鸣，有切痛之感，如曹颖甫《金匮发微》中叙述"切痛者，沉著而不浮也"形容疼痛的剧烈，深入肠间，所以称为"切痛"。寒气横逆，向上侵犯胸胁，造成胸胁逆满；影响到胃部，造成胃失和降，出现呕吐。故本条的病机是脾胃阳虚，阴寒水气向上冲逆。因而其痛应当是喜温喜按，呕吐物应为清稀水饮，有的夹杂有没有消化的食物。此外还会有肢体冷，舌淡苔白滑，脉象沉迟等症状。

附子粳米汤方

附子一枚（炮）　半夏半升　甘草一两　大枣十枚　粳米半升

上五味，以水八升，煮米熟，汤成，去滓，温服一升，日三服。

附子粳米汤方

    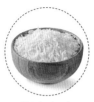

| 附子一枚
炮 | 半夏半升 | 甘草一两 | 大枣十枚 | 粳米半升 |

以上五味药，用八升水将粳米煎熟，取汤煎煮其余药物，去掉渣滓，温服一升，每天服用三次。

方药解析

本方的君药是附子，附子大辛大热，可以温阳散寒，治愈腹痛，半夏可以化湿降逆，使呕吐停止，粳米、甘草、大枣可以缓急迫，扶助脾胃。对本方中药物的搭配，程云来在《金匮要略直解》中有如下分析："腹中寒气，非附子辛热不足以温之；雷鸣切痛，非甘草、大枣、粳米之甘不足以和之；逆满呕吐，非半夏之辛不足以散之，五物相需而为佐使。"朱光被的《金匮要略正义》中，认为本方与大建中汤有相似之处，寒气滞塞，治疗首先要温通，腹痛呕吐，对脾胃伤害极大，所以用粳米培元气。

原文

痛而闭❶者，厚朴三物汤主之。

注释

❶闭：指大便不通。

腹部疼痛、胀满，大便闭结不通的，用厚朴三物汤主治。

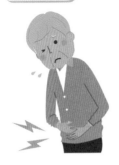

腹部疼痛，且大便不通，是由里热壅滞，气机不畅通导致的，气滞现象比积滞更严重，所以腹痛且腹部胀满，脉象沉实有力。后世注家对此条有不同的看法，尤在泾认为这是六腑之气不畅通造成的；黄树曾认为这是因痛而闭，内实气滞。高学山认为此条应与上条结合，病机是"风寒入腹而化热"。三者结合更为合理，风寒入腹，化热成实，内实而气滞，六腑气机滞塞，胀重于积。

方剂原文

厚朴三物汤方

厚朴八两　大黄四两　枳实五枚

上三味，以水一斗二升，先煮二味，取五升，内大黄，煮取三升，温服一升。以利为度。

组成用法

厚朴三物汤方

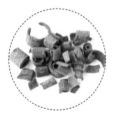

厚朴八两

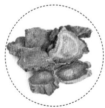

大黄四两

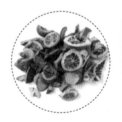

枳实五枚

以上三味药，先用一斗二升水煮厚朴和枳实，取五升，放入大黄，煮取三升，温服一升。以大便通利为度。

方药解析

本方中君药为厚朴，重用厚朴和枳实，目的是使气机运行，除满止痛，大黄的作用是通便，畅通腑气。本方与小承气汤用的药物种类相同，但药物分量不同，治疗效果也就不同。重用厚朴，由小承气汤中的三两增加到八两，枳实由三枚增加到了五枚，可见，厚朴三物汤的治疗重点是行气。小承气汤大黄用量大，是为了通便行滞，尤在泾总结："承气意在荡实，故君大黄；三物意在行气，故君厚朴。"不过，厚朴三物汤中大黄的用量并未减少，可见，通便泻下之力也很大。药物煮取时，要将大黄后下，且服药"以利为度"，通腑助于行气，便通则肠胃通畅，腑脏气机畅通，气机畅通疼痛自除。

原文

按之心下满痛者，此为实也，当下之，宜大柴胡汤。

译文

按压病人心下胃脘部位，有胀满而疼痛之感者，这是实证，适合用大柴胡汤治疗。

评析

本条辨证的关键是按压心下有满痛之感，"腹满，按之不痛为虚，痛者为实"，可见，本方证属实。心下指的是上腹部，疼痛波及两胁，还可能连接到胸腹部，病变范围很大。"此为实"说明实热结聚在里，所以本条应当是少阳阳明合病，病在里且涉及表，实热之邪在肝、胆、胃腑壅郁。如黄坤载所说的"心下满痛者，少阳之经，郁迫阳明之府也"。内有实热，病位较高，邪在少阳阳明，所以不适合用大承气汤，适合用大柴胡汤，可以解表解里，攻阳明里热，解少阳之邪。

方剂原文

大柴胡汤方

柴胡半斤　黄芩三两　芍药三两　半夏半升（洗）　枳实四枚（炙）　大黄二两　大枣十二枚　生姜五两

上八味，以水一斗二升，煮取六升，去滓，温服一升，日三服。

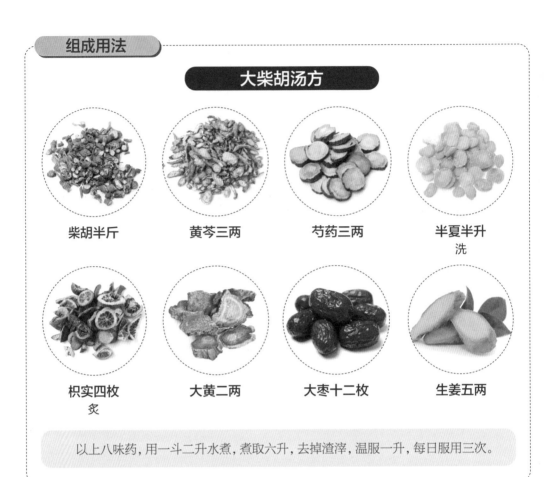

大柴胡汤方

柴胡半斤

黄芩三两

芍药三两

半夏半升
洗

枳实四枚
炙

大黄二两

大枣十二枚

生姜五两

以上八味药，用一斗二升水煮，煮取六升，去掉渣滓，温服一升，每日服用三次。

方药解析

　　本方是用小柴胡汤去掉人参和甘草，增加生姜的用量，再加入芍药、大黄、枳实组成的。柴胡、黄芩用以化解少阳之邪，大黄、枳实用来泻阳明热结之实，芍药可以破结止腹痛，生姜与半夏同用，可以止呕，搭配大枣能够调和营卫。内外兼顾，可以和解少阳阳明之实邪，除去"按之心下满痛"的症状。

原文

　　心胸中大寒痛，呕不能饮食，腹中寒，上冲皮起，出见有头足❶，上下痛而不可触近，大建中汤主之。

注释

❶ 上冲皮起，出见有头足：腹内的寒气攻冲，肚皮上突出头足样的块状物，上下冲动。

译文

　　病人的心胸部寒邪严重，剧烈疼痛，呕吐，不能吃饭喝水。腹部有寒气向上冲，将腹皮冲出突起，使腹部突出了头足样的包块，在腹壁内上下移动，疼痛无法触碰，可以用大建中汤主治。

评析

　　"腹中寒"，脾胃阳气衰弱，中焦大寒，阴寒之气在腹中横行，向上冲逆，对心胸胃造成影响，病变的部位十分广泛，从腹部到心胸部位，从脏腑到经络，可知寒邪是多么旺盛。病人的疼痛感强烈，腹部痛得无法接触，上下痛是说腹部胀满，有时会有起伏，这是腹中的寒气冲逆导致的；不可触近是说病人腹诊拒按，表明阳气已经十分衰弱了，阴气寒邪十分旺盛，寒气充满腹腔，脏腑经络因此阻塞，按压会引起脏腑经络的疼痛，所以拒按。心胸中大寒痛，呕不能饮食，是由寒邪上逆引起的，所以胀满疼痛，寒邪侵犯胃部，使之呕吐。

方剂原文

大建中汤方

　　蜀椒二合（去汗）　　干姜四两　　人参二两

　　上三味，以水四升，煮取二升，去滓，内胶饴一升，微火煎取一升半，分温再服，如一炊顷❶，可饮粥二升，后更服，当一日食糜❷，温覆之。

词语注解

❶ 如一炊顷：指大约做一顿饭的时间。
❷ 食糜：吃粥。

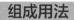
大建中汤方

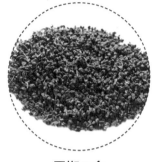

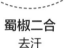 蜀椒二合
去汗

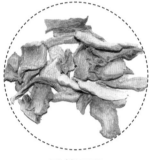

干姜四两

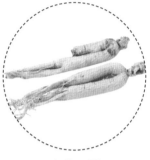

人参二两

以上三味药，用四升水煮，煮取二升，去掉渣滓，加入一升胶饴，用微火煎取一升半，分两次温服，大约一顿饭的时间后，可以饮二升粥，以后还可以服用，当天只能吃粥，盖着被子保暖。

方药解析

本方的作用是温中补虚，散寒止痛。胶饴可以缓中，人参可以补虚。干姜、蜀椒是大辛大热之物，可以快速散除中焦的阴寒，这些药物一起使用，能够温补温散。朱光被在《金匮要略正义》中指出，应当先扶植胃气，同时进行祛寒，此谓大建中也，人参、干姜的作用是甘温补正，能够协助饴糖固守中气，川椒辛热，入三焦破阴回阳，可以快速消散心胸腹内的寒邪，达到建中的目的。

原文

　　胁下偏痛，发热，其脉紧弦，此寒也，以温药下之，宜大黄附子汤。

 译文

病人胁下如果偏一侧疼痛、发热，且脉象紧而弦者，是寒邪凝聚腹中，用温下法治疗，宜大黄附子汤主治。

评析

"此寒也"为本条的病因。脉象紧弦，主寒主痛，由此得知，本条的致病机理为寒实内结，一般是由病人向来体内有沉寒，阳气无法运转，造成的积滞内停。胁下偏痛指的是左胁或右胁疼痛，而不是两边都痛。多是寒实内结，阻碍了气机运转，造成的腹中胀满疼痛波及了胁肋。阴寒与实邪偏向一边，无法伸展，所以两胁偏于一侧疼痛。

方剂原文

大黄附子汤方

大黄三两　附子三枚（炮）　细辛二两

上三味，以水五升，煮取二升，分温三服；若强人煮取二升半，分温三服。服后如人行四五里，进一服。

组成用法

大黄附子汤方

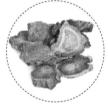

大黄三两

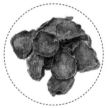

附子三枚
炮

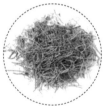

细辛二两

以上三味药，用五升水煮，煮取二升，分三次温服；体质强健的人，煮取二升半，分三次温服。服药后，大约走四五里的时间，再服用下次的药。

方药解析

本方是温下法的代表方剂，作用是温阳散寒，通腑，行滞祛积。附子性质大辛大热，能够温散积郁在脏腑里的沉寒痼冷，细辛跟附子合用，能够增强辛温的效力与散寒止痛的效力，大黄搭配附子和细辛能够减弱寒凉的药性，而存留其泄通下之性。辛温之品以已其寒，攻下之品用以去结，这就是"温药下之"的含义。

五脏风寒积聚病脉证并治第十一

本篇论述了五脏中风、中寒的病症以及脏之死脉，并对脏腑证候的鉴别，上、中、下三焦和大小肠所发生的病变进行了简要论述。五脏中风、中寒指的是两种不同的病因影响内脏造成的五脏证候，不是专指外感风寒。

原文

肺中风者，口燥而喘；身运而重❶，冒❷而肿胀。

注释

❶ **身运而重：**"而"在此处的意思是"则"。即身体运转则会感到笨重，不能灵活运动。

❷ **冒：**昏冒，沉闷的意思。

译文

风邪侵袭到胃部的病人，出现口中干燥，并且气喘的症状，身体无法灵活自主地运动，感到沉重，还感到头昏，身体肿胀。

评析

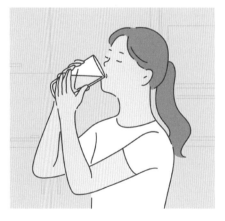

风邪侵袭肺部，风邪为阳，性质燥热，会损伤肺部，灼烧津液，气不化津，津液无法润泽口舌，因而出现口中干燥的现象；肺与气道失去了津液的濡养，气息滞塞无法下降，所以会气喘；肺主一身治节，宗气损伤，气机不畅利，卫阳无法达到外部，所以身体运动不能灵活自主，并且有沉重之感；肺主通调水道，肺气不利，水道也会失调，造成清阳不升而浊阴不降的现象，浊阴向上，水湿就会浸润肌肤，身体就会有昏冒肿胀的感觉。

肺中寒，吐浊涕。

肺部有寒邪，嘴里有浓稠混浊像鼻涕一样的黏液吐出。

《素问·宣明五气篇》中对"肺为涕"的解释是，肺部受到寒邪的侵袭，胸阳不布，使得津液凝聚在一起，变成浊涕样的物质，这与《素问·阴阳应象大论》中的"寒气生浊"是一样的意思。肺气无法宣利，鼻窍就不通，出气就困难，所以浊涕不是从鼻腔出来的而是从口中出来的。

肺死脏❶，浮之❷虚，按之弱如葱叶，下无根者死。

❶ 死脏：是脏气将绝的时候出现的一种真脏脉，这种脉象是预后不良之征，所以被称为"死脏"。
❷ 浮之：轻按、浮取的意思。

"肺死脏"的脉象，轻按则无力，重按则非常软弱，按起来就像中空没有根的葱叶那般，这是死症。

肺脏的真气涣散，阳气浮在上方，阴弱于下，所以脉轻按会感觉虚，重按就像在按弱葱叶，中空、沉取无根，这是因为肺气已经断绝了，所以是死亡的征兆。

肝中风者，头目眴❶，两胁痛，行常伛❷，令人嗜甘。

注释

❶ **头目眴**：眴在《说文》中的解释是"眴，目动也"，这里的意思是头部颤动、眼皮跳动。

❷ **伛（yǔ）**：原意是驼背，指的是行走的时候时常曲背垂肩，腰无法挺直的姿态。

译文

　　肝脏受到风邪的患者，会出现头部颤抖，眼皮跳动的现象，两胁作痛，行走的时候，常常弯腰驼背，喜欢吃甜食。

评析

　　风邪侵袭肝脏，会使其正常的生理功能受到影响，产生一系列以内伤为主的临床表现。肝脉向上到顶峰而开窍于目，肝属风而主筋，风胜则动，所以出现头部颤抖，眼睛跳动的情况，"诸风掉眩，皆属于肝"说的就是这种情况。肝脉分布在胁肋，风邪侵犯了肝脏，使得肝气郁结，所以两胁疼痛；消耗灼伤了精血，筋脉失去濡养，所以有拘挛之感，无法自如地伸展运动，且"行常伛"。肝喜疏达而苦急，所以患者喜欢吃甜味的食物，以缓其急。

原文

肝中寒者，两臂不举，舌本❶燥，喜太息❷，胸中痛，不得转侧，食则吐而汗出也。

注释

❶ **舌本**：一种说法指舌根，一种说法指舌体。这里指的是舌体。

❷ **太息**：叹息，叹长气。

译文

肝受到寒邪侵袭的患者，两只手臂无法向上举，舌体干燥常常叹长气，胸中有疼痛之感，无法自如灵活地转动身体，吃过东西就会出现呕吐且出汗的症状。

评析

肝主筋，管运动，肝里有了寒邪，导致手的正内侧手厥阴心包经脉拘挛状引，因而两手臂无法自如上举；肝脉上络舌本，肝有寒邪使津液不布，舌头咽喉失去濡养，所以"舌本燥"。肝喜调达、肝气郁结，就会常常叹长气；肝脉从胸膈上贯穿，肝部寒气旺盛，使胸阳不布，脉络不通，所以有"胸中痛，不得转侧"的症状；肝部寒邪侵犯胃部，胃部不受食，迫使津液向外，所以"食则吐而汗出"。

原文

肝死脏，浮之弱，按之如索不来，或曲如蛇行者，死。

译文

肝死脏的脉象，浮取，软弱无力，重按就像悬在空中的绳索，伏而不起，不能复来，有的脉象曲折，就像蛇蜿蜒爬行的形态，都是死症。

评析

"按之如索不来"是说重按脉，脉象像悬空的绳索，游移飘忽，要立刻把手拿开，不能再重复这样的动作，这种脉象散乱，毫无端直以长；"或曲如蛇行者"是说脉象像蛇行，蜿蜒曲折，无法畅达，欲作弦象而不能，不柔和。产生机理是，脉没有胃气养肝，肝血空虚衰竭，没有了生气，因而脉道挛急，"曲如蛇行"。这些脉形，都是没有胃气的弦脉，主死。

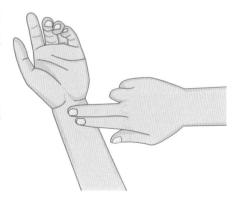

肝着，其人常欲蹈其胸上，先未苦时 ❷，但欲饮热，旋覆花汤主之。

注释

❶ 蹈：有三种说法。其一，用脚踩踏；其二，蹈其实是搯字写错了，即用手叩击胸部；其三，动也。不管是按揉、捶打、叩击还是足蹈，都可以振动胸膺，这些说法都有可取之处。

❷ 先未苦时：疾苦没有发作的时候。

译文

患有肝着病的人，会经常按揉他的胸部，一开始病情比较轻的时候，只要饮热汤，用旋覆花汤主治就可以了。

评析

肝着病的主症是"其人常欲蹈其胸上"，如果肝气不足，邪气容易使肝经痹阻，胸中的气机就会不利，经脉气血不得畅通，出现胸中痞塞满闷、胀满刺痛的症状，患者喜捶、打、揉、按或用脚蹈踏，可使得胸胁气机舒展，气血短暂通行。"先未苦时"病在气分，只有胸中痞结的轻症，所以只想喝热汤，以通达气机，等到肝着已成，饮热汤无用，就会"其人常欲蹈其胸上"。

方剂原文

旋覆花汤方

旋覆花三两　葱十四茎　新绛少许

上三味，以水三升，煮取一升，顿服之。

旋覆花汤方

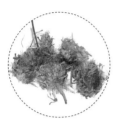

旋覆花三两

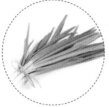

葱十四茎

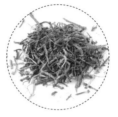

新绛少许

以上三味药，用三升水煮，煮取一升，每天服用一次。

方药解析

虽然本症是由阴寒邪气所起，但造成了阳气痹结、气血瘀滞的结果，所以要用行气开结、活血通络的旋覆花汤主治。旋覆花性温味咸，主结气、胁下满，能够去五脏间寒热，通血脉。葱性温味辛，具有通阳散结的功效。关于新绛，有人认为是红花，有人认为是茜草，临证可根据情况选用红花、茜草、苏木、郁金等，意在活血化瘀。"顿服之"是为了集中药力，使药物快速起效。

原文

心中风者，翕翕 发热，不能起，心中饥，食即呕吐。

注释

❶ 翕翕：原本形容鸟的翅膀开合的形态，这里形容有轻微的发热。

译文

心脏受到风邪侵袭的患者，周身的皮肤会翕翕发热，没有力气起床活动，有饥饿的感觉，但是吃了东西会呕吐。

评析

心主火热，为阳脏，风为阳邪，阳邪波及心包，心中的火热之邪向外蒸发，人体会有轻微发热；体内风热旺盛，损耗津液，销蚀元气，使人精神疲惫，不想起立运动，风热从心包经胃络到胃府，化燥伤津，胃部失去濡养，烦躁嘈杂；风热盘踞，胃失和降，吃东西火势更旺盛，所以上逆呕吐。

原文

　　心中寒者，其人苦病心如啖蒜状，剧者心痛彻背，背痛彻心，譬如蛊注❷。其脉浮者，自吐乃愈。

注释

❶ 啖（dàn）：吃。

❷ 蛊注：病症名。发作时会心腹烦懊，疼痛，甚至流注传染致死。"蛊"，毒虫；"注"，传染。"譬如蛊注"形容疼痛像虫咬一样。

译文

　　心脏受到寒邪的侵袭，病人感到很痛苦，就好像吃了大蒜一样，严重者，心脏疼痛会牵引到背部，背部疼痛也会牵引到心胸，就好像蛊注病蚁虫啃咬一样。有些患者的脉象浮，不用吃药，自己呕吐，病就会痊愈。

评析

　　寒为阴邪，心脏有寒邪凝滞，郁结阳气，心火敛于内部，就像吃了辛辣的蒜一样，有似痛非痛、似热非热的感觉。病情严重的，阴寒上盛，心中阳气闭阻，气血无力运行，胸背前后气机壅塞，牵引作痛，如蚁虫啃咬。若病在上焦邪未深入，病人没有服药而自己呕吐，那么阳气伸展，邪从上部出，就会痊愈。

原文

　　心伤者，其人劳倦，即头面赤而下重❶，心中痛而自烦，发热，当脐跳，其脉弦，此为心脏伤所致也。

注释

❶ **下重：** 指身体下部感到沉重，没有力气，也指肛门有下坠感或脱肛。

译文

心脏有损伤的人，劳动疲倦后，就会头面发红，感到下身沉重，心中疼痛，并且感觉到心烦不安，有发热现象，肚脐部位有跳动感，脉象弦，这都是由心脏受伤引起的。

评析

心主血，血生于气，"心伤"的人心血虚，气无从依附，结果气血都会损伤，所以会出现"其人劳倦"的现象。血虚，虚阳向上浮越，所以有"头面赤"的现象。上盛下虚，缺少中气，腰部及下肢会有沉重无力的感觉，脾气向下，会产生肛门下坠或脱肛的感觉；心中虚热扰动于中，会出现虚烦、发热、心痛等症状，肾气动于下，所以脐跳。

原文

心死脏，浮之实如麻豆❶，按之益躁疾者，死。

注释

❶ **麻豆：** 有两种解释，一种认为是五谷中的麻与豆，"麻"是"芝麻"；一种认为麻豆的意思是"动乱如豆粒滚动"，"麻"形容麻烦杂乱。此处采取前一种说法。

译文

心死脏的脉象，轻按像麻豆一样坚实有力，重按更加觉得躁动疾速，是死症。

评析

心脏正常，脉象应该圆润、滑利。心的真脏脉"浮之实如麻豆"，是说轻按像麻豆一样坚实，不柔和。"按之益躁疾者"是说脉重按有躁疾不宁、杂乱的感觉，这是心血衰微、神气涣散的表现。

原文

跌阳脉浮而涩，浮则胃气强，涩则小便数 ，浮涩相搏，大便则坚，其脾为约 ❷，麻子仁丸主之。

注释

❶ 数：读作"shuò"时，是"频繁"的意思；读作"cù"时，是"细密"的意思。

❷ 其脾为约：脾约，疾病名称。因胃热津伤，脾的功能受到制约，无法为胃传输津液，也无法传水津于肺，水津无法到达各处，胃热更盛，脾阴弱，使得大便干燥、小便频数细长的，取被约束之意，因而称脾约。

译文

患者的跌阳脉浮、涩，脉浮是胃气旺的表现，脉涩是因为小便频繁、津液缺乏，浮脉和涩脉一同出现，患者往往有便秘症状，这是因为脾受到胃热的约束，无法为胃行布津液，这是脾约症，可以用麻子仁丸主治。

评析

跌阳脉主候脾胃病，脉象浮而涩，浮主胃热气盛，涩主脾脏津液不足，无法为胃传送津液，使肠道失去润养；胃热气盛，迫害膀胱，所以大便干结，小便频繁、细长。脾约病表现为胃强脾弱，也是受到胃热约束导致的。

方剂原文

麻子仁丸方

麻子仁二升　芍药半斤　枳实一斤　大黄一斤　厚朴一尺
杏仁一升

上六味，末之，炼蜜和丸，梧子大，饮服十丸，日三服，以知为度。

麻子仁丸方

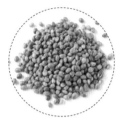

麻子仁二升

芍药半斤

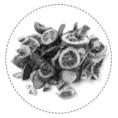

枳实一斤

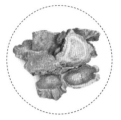

大黄一斤

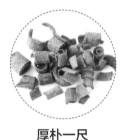

厚朴一尺

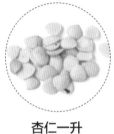

杏仁一升

以上六味药，研成细末，炼蜜成梧桐子大小的丸，饮服十丸，每日三次，可逐渐增加，以痊愈为度。

方药解析

本症是胃热气盛，加上脾津不足导致的，治疗应当以泄热润燥为主。方中厚朴、大黄、枳实可以清泄胃热，抑制胃气热盛；麻子仁能够滋阴润肠，芍药可以养脾阴，杏仁具有润肠之效，能够一起改善"脾弱"。

原文

肾著❶之病，其人身体重，腰中冷，如坐水中，形如水状，反不渴，小便自利，饮食如故，病属下焦，身劳汗出，衣里冷湿，久久得之，腰以下冷痛，腹重如带五千钱，甘姜苓术汤主之。

注释

❶ 著：同"着"（zhuó），是留滞、附着的意思。

译文

肾着这种病，患者感到身体沉重，腰部发冷，像是坐在水中一样；外在看上去像水气病，但是不口渴，小便也畅利，可以正常饮食，病在下焦。如果劳动后身体出汗，衣服里面又冷又湿，时间长了就容易得这种病。腰下的部位有寒冷疼痛的感觉，腹部沉重就像坠着五千个铜钱，这种病适合用甘草干姜茯苓白术汤主治。

评析

肾主水，患者脾肾阳气不足，寒湿之邪容易下注，腰为肾之外府，易受影响而患"肾着"病。水湿寒邪滞留在肾经和腰部，便会有"其人身体重，腰中冷，如坐水中""形如水状"的现象；"身劳汗出""衣里冷湿"，阳气虚弱，寒湿留着于腰，则易得"肾着"，"久久得之"表明病程长，为慢性病。

方剂原文

甘草干姜茯苓白术汤方

甘草、白术各二两　干姜、茯苓各四两

上四味，以水五升，煮取三升，分温三服，腰中即温。

组成用法

甘草干姜茯苓白术汤方

甘草二两

白术二两

干姜四两

茯苓四两

以上四味药，用五升水煮，煮取三升，分三次温服，腰中即有温热之感。

方药解析

方中干姜辛温散寒，茯苓、白术可以除湿、暖腰膝，甘草与干姜一起使用，能够温行脾阳，诸药共用，能够祛除寒湿，使阳气温行，"腰中即温"，肾着就会逐渐痊愈。

116

痰饮咳嗽病脉证并治第十二

中医视频课

本篇名为痰饮咳嗽，是津液代谢失常造成的疾病。痰饮病为重点，咳嗽只是患病过程中的一个症状。痰饮其实包含了痰饮、悬饮、溢饮和支饮四种病症。留饮指的是水饮滞留不行，伏饮指的是水饮不出，微饮指的是轻微的痰饮。这三者也在痰饮的广义范围内。

原文

水在心，心下坚筑，短气，恶水不欲饮。

注释

❶ **心下坚筑：** 心下痞坚、满闷，"筑"形容筑筑然悸动有力，像捣东西那样。

译文

水饮影响到心，患者感到心下痞满，有水在跳动，呼吸短促，厌恶水，不想喝水。

评析

"水在心"是指水饮波及心，心胃阳气虚弱，阴寒水饮的运化受到影响，难以运化，水气冲激，所以有心下坚筑，跳动之感；如果肺气被遏制，气机往来不利，出现"短气"症状；心胃阳气被水饮所困，所以不想喝水。

原文

水在肺，吐涎沫，欲饮水。

译文

水饮影响到肺部的，口中吐涎沫，口干想要喝水。

评析

肺主气，可行营卫、通水道、布津液。如果水饮影响到肺部，肺气运行就不利，气机就会凝滞，水液聚集，生成涎沫，其涎者绵绵不断，沫者轻浮而白，都是水饮生成的。气不化津，肺与胃缺少津液滋润，所以患者想要喝水，但也不需要喝太多。

水在肝，胁下支满 ，嚏而痛。

❶ 胁下支满：像树枝梗在胁肋间，支撑胀满的感觉。

水饮影响到肝，胁下会有支撑胀满的感觉，打喷嚏时，会牵引到胁肋，有疼痛之感。

评析

　　肝脉遍布胁肋，水饮在肝部停留，造成肝气抑郁，肝络不和，所以会感到"胁下支满"；水饮沿着肝脉，上达至肺部，肺气无法顺畅宣布，所以打喷嚏，这里的喷嚏虽然出自肺部，但跟外感无关，打喷嚏的时候水饮与肝络相激，会牵引着胁下，产生疼痛感。所以说"水在肝，胁下支满，嚏而痛。"

原文

水在肾，心下悸。

译文

水饮影响到肾的，会造成脐下跳动。

评析

　　水饮侵犯肾，命门火衰，肾气无法正常地化气行水，所以脐下积蓄水饮而冲逆，因而动悸。心肾水火互相作用，水饮可沿着经脉向上凝滞于心，也可造成心下悸动。

原文

夫心下有留饮 ❶，其人背寒冷如手大。

注释

❶ 留饮：指痰饮停留，不消去。

译文

心下有水饮停留的患者，会有背部寒冷的症状，寒冷的范围大概有手掌那么大。

评析

心的俞穴在背部，俞穴是人体脏腑经络、气血转运传输之所。背为胸之府，饮留靠近背部，寒饮进入心俞，使阳气无法向外传达，对督脉的温煦功能造成了影响。水饮在心下停留，饮邪留积的地方，阳气被阻遏，无法内入，所以有"其人背寒冷如手大"。

原文

留饮者，胁下痛引缺盆，咳嗽则辄已。一作转甚。

注释

❶ 咳嗽则辄已：有两种解释，一是将辄已作"转甚"解，意思是咳嗽时疼痛更加剧烈；二是将辄已作"即止"解，意思是立刻停止，即咳嗽唾出留饮后，疼痛会大大减弱。

译文

留饮在胁下的患者，胁下疼痛，并牵引缺盆，咳嗽时则疼痛会加剧。

评析

缺盆是锁骨上部边缘的凹陷部位，是足少阳胆经经过的地方，再从缺盆沿着胸侧，经过季肋部；足厥阴肝经，上行络胆布胁肋贯膈。水饮在胁下停留，不仅会影响肝肺气机的运转，还会使得肝胆经脉不利，造成胁下疼痛，咳嗽的时候病所震动，疼痛会更加剧烈，牵引着缺盆部位跟着疼痛。

原文

胸中有留饮，其人短气而渴；四肢历节痛，脉沉者，有留饮。

译文

胸中有饮邪停留的患者，呼吸短促，感到口渴；如果四肢关节疼痛，脉象沉，说明有留饮。

评析

胸为肺府，胸阳弱，胸中就容易有留饮，造成肺气不降，影响呼吸，患者就会"短气"，并感到口渴。肺主气朝百脉，胸中的饮邪也会跟着肺气到达四肢关节，阻遏阳气的通行，影响筋骨关节营卫的运行，产生"四肢历节痛"的症状。

原文

心下有痰饮，胸胁支满，目眩，苓桂术甘汤主之。

译文

心下有痰饮之邪，有胸胁支撑胀满，眼睛眩晕的症状，可以用苓桂术甘汤主治。

评析

此条论述了痰饮证饮停心下的症状和治疗方法。心下，是胃所在的地方，"心下有痰饮"说明饮邪留滞于胃部，是痰饮证。脾胃位于中焦，是气机上升下降的枢纽，饮停于中焦，就会对气机的升降产生影响，气机不利造成胸胁支撑胀满，清阳不能上升使之目眩。

苓桂术甘汤方

茯苓四两　桂枝、白术各三两　甘草二两

上四味，以水六升，煮取三升，分温三服，小便则利。

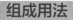 组成用法

苓桂术甘汤方

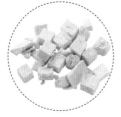 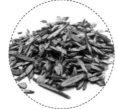 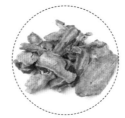 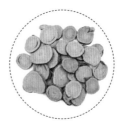

| 茯苓四两 | 桂枝三两 | 白术三两 | 甘草二两 |

以上四味药，用六升水煮，煮取三升，分三次温服，小便就会通利。

方药解析

本症由脾胃阳虚，水饮停留于心下造成，应当温阳化饮，健脾利水，适宜用苓桂术甘汤主治。方中茯苓能够淡渗利水，通行水道，祛除水饮之邪；桂枝的功效是辛温通阳，与甘草、白术同用，能够振奋中阳，运化水饮；白术苦温燥湿，能与茯苓一起健脾助运。

原文

脉沉而弦者，悬饮内痛。

 译文

脉象沉而弦的，是悬饮在胁引起的胸胁疼痛。

"脉沉"主里病，"弦"脉属阴，主水饮，主疼痛，是肝病的主脉，"脉沉而弦者"是因为水饮积滞于胸胁之间，阻挡了肝、肺、三焦的气机，胸胁气机郁滞，不畅通，所以说"悬饮内痛"，"内痛"是胸胁牵引而引起的疼痛。

原文

呕家本渴，渴者为欲解，今反不渴，心下有支饮故也，小半夏汤主之。

经常呕吐的人，应该口渴，口渴是疾病将要好转的表现，现在却反而不渴，是因为心下有支饮的原因，可用小半夏汤主治。

评析

外邪上逆，使人呕吐，必然会伤及津液，应当感到口渴，渴说明病情将要好转，但呕吐得久了，却反而不渴，是由于水饮不仅停在胃部，还在心下膈间停滞。舌被支饮浸淫，不干燥也不渴。"心下有支饮"，心下指的是膈间及胃，其病机是有支饮滞留，应当用止饮降逆、和胃止呕的小半夏汤主治。

小半夏汤方

半夏一升　生姜半斤
上二味，以水七升，煮取一升半，分温再服。

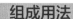

小半夏汤方

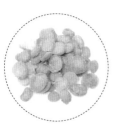

半夏一升

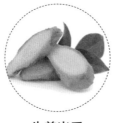

生姜半斤

以上两味药，用七升水煮，煮取一升半，分两次温服。

方药解析

本方用于止呕，方中半夏的作用是温燥蠲饮，生姜能够辛散开结，二者又有降逆止呕的功效。半夏与生姜合用，能够去饮开结，和降胃气，那么呕吐就会治愈。"以水七升，煮取一升半"，目的是煎煮的时间久一点，减轻半夏的毒性，又能加强药物效果。

原文

腹满，口舌干燥，此肠间有水气，己椒苈黄丸主之。

 译文

腹部胀满，口舌干燥，是因为肠间积蓄水气，可以用己椒苈黄丸主治。

评析

"腹满，口舌干燥"的病因是肠胃输送水气的功能失调，无法把本应下行的水液全部向下输送到膀胱，使得水饮留滞于肠间，所以说"此肠间有水气"。有明显的"腹满"现象，这是由肺气郁结、饮邪化热，蕴结在肠间致使府气壅塞而造成的。"口舌干燥"也是因为肺气郁而不降，脾气无法把水津上散于口。

己椒苈黄丸方

防己、椒目、葶苈（熬）、大黄各一两

上四味，末之，蜜丸如梧子大，先食饮服一丸，日三服，稍增，口中有津液，渴者加芒硝半两。

组成用法

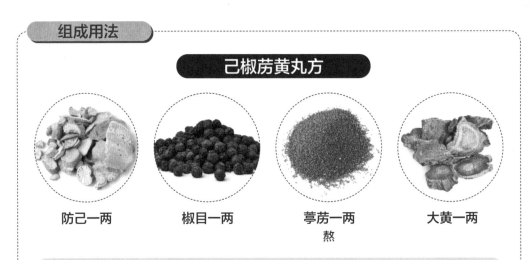

己椒苈黄丸方

防己一两　　椒目一两　　葶苈一两　　大黄一两
　　　　　　　　　　　　　　熬

以上四味药，研磨成末，炼蜜成梧桐子大小的丸，饭前服用一丸，每天服用三次，逐渐增加，以口中有津液润泽为度。如果有烦渴的现象，加芒硝半两。

方药解析

方中防己、椒目、葶苈有辛宣苦泄，利水消饮的作用；大黄荡热通腑。这些药物一起使用，能够消除饮邪，使肠中的气机得以宣畅，那么疾病就可治愈了。口舌干燥，"渴"，则说明饮热交结比较严重，津液无法上达，所以加芒硝软坚破结，驱逐饮邪。葶苈、大黄都是药效猛、性急的药物，所以不以汤服，而炼蜜为丸。

葶苈

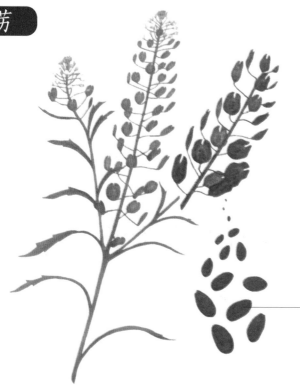

种子
功效：泻肺行水、破坚
逐邪、祛痰平喘。
主治：脘腹胀满、痰饮、
咳喘、肺痈。

原文

卒呕吐，心下痞，膈间有水，眩悸者，小半夏加茯苓汤
主之。

译文

突然呕吐，心下痞满，是因为膈间水饮停留，同时有头晕目眩、心悸不安症状的，
用小半夏加茯苓汤主治。

评析

本条的病因是"膈间有水"。"卒呕吐"的人，是因为膈间的水饮与寒邪相接触，导
致胃气上逆，所以突发呕吐；心下痞满是膈间宿的水饮使阳气不布所致；水饮上泛，清阳
不升，而致人头晕目眩；水饮在心间所以心中悸动不安。治疗应当和胃降逆，宣阳散寒，
用小半夏加茯苓汤主治。

小半夏加茯苓汤方

半夏一升　生姜半斤　茯苓三两

上三味，以水七升，煮取一升五合，分温再服。

组成用法

小半夏加茯苓汤方

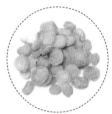

半夏一升

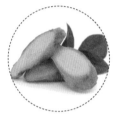

生姜半斤

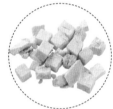

茯苓三两

以上三味药，用七升水煮，煮取一升五合，分两次温服。

方药解析

　　半夏的作用是温燥，化寒饮，降逆和胃；生姜的作用是辛温化饮宣阳，和胃，止呕；茯苓的作用是利水消饮，安神。这三味药物一起使用，能够祛除寒饮，使气机调和，这样疾病就可治愈。

原文

　　假令瘦人脐下有悸，吐涎沫而癫眩，此水也，五苓散主之。

译文

　　如果瘦人的脐下有悸动之感，有吐涎沫的症状，并且感到眩晕，这是水饮之症，可以用五苓散主治。

一般情况下，瘦人多是阳多阴少，很少有水饮内停。"假令"说明跟平常不同，本有留饮或痰饮的患者，肌肤不充，素盛今瘦，病机是水饮在中下焦积郁，并且进犯上焦。因膀胱的气化能力弱，下窍不通，水无法下，停在胃中，后转入脾气，水饮上下泛溢造成眩晕。

方剂原文

五苓散方

泽泻一两一分　　猪苓三分（去皮）　　茯苓三分　　白术三分
桂枝二分（去皮）

上五味，为末，白饮服方寸匕，日三服，多饮暖水，汗出愈。

组成用法

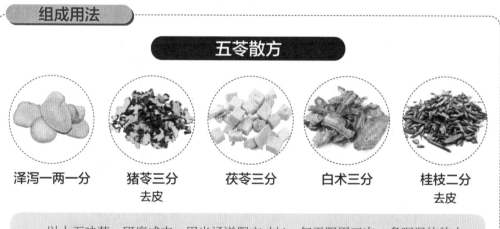

五苓散方

| 泽泻一两一分 | 猪苓三分去皮 | 茯苓三分 | 白术三分 | 桂枝二分去皮 |

以上五味药，研磨成末，用米汤送服方寸匕，每天服用三次，多喝温热的水，出了汗就会痊愈。

方药解析

方中茯苓、猪苓、泽泻具有渗湿、利水消饮的功效；白术苦温，可以培土制水；桂枝辛温，可以通阳化气，以助利水。这些药一起使用，能够消水饮，化气，脾气健运，疾病就可痊愈。白饮即米汤，用米汤送服，是为了增强药物培土制水的作用。多饮暖水是为了资助汗源，扶助胃阳，振奋阳气，使水饮消去。

泽泻

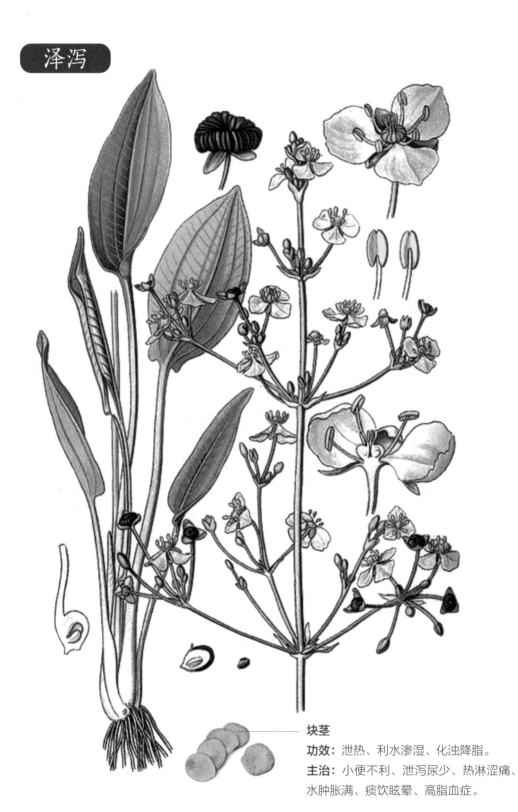

块茎

功效： 泄热、利水渗湿、化浊降脂。

主治： 小便不利、泄泻尿少、热淋涩痛、水肿胀满、痰饮眩晕、高脂血症。

消渴小便不利淋病脉证并治第十三

本篇主要对消渴、小便不利、淋病三种病症进行论述。消渴症的主要症状是口渴，饮水多，尿少，消瘦等。小便不利是小便短、少，或者排出不畅的一种症状。淋病的主要症状是小便淋沥涩痛。

原文

渴欲饮水不止者，文蛤散主之。

译文

患者口渴，想要喝水，喝水之后也无法止渴的，可以用文蛤散主治。

评析

"渴欲饮水不止"，是热邪深入下焦，影响肾阴，火气上升所导致的。但是喝水只能暂时平息胃燥，无法消除肾热，所以喝水之后还会一直口渴。本症没有出现吐水、小便不利等症状，所以不是停水导致的，是肾热熏灼损伤了津液导致的消渴症。

方剂原文

文蛤散方

文蛤五两

上一味，杵为散，以沸汤❶五合，和服方寸匕。

词语注解

❶ 沸汤：开水。

组成用法

文蛤散方

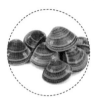

文蛤五两

以上一味药，捣成散，用五合开水调和，服用方寸匕。

方药解析

文蛤性寒，味咸，可以清热、润下生津，这就是"热淫于内，治以咸寒"的应用。咸冷本于水，所以能够益水，其性润下，润下可以行水，冷润下，于是能退火，可以治疗热盛渴饮不止。只用这一味药物，专而下入，用以清除中下焦的燥热。

原文

淋之为病，小便如粟状 ❶，小腹弦急 ❷，痛引脐中。

注释

❶ **小便如粟状：** 指小便解出时呈小米样的颗粒状。

❷ **小腹弦急：** 脐以下部位有拘急痛感。

淋病的症状为，小便解出时点滴排出，伴随着小米样的硬物，小腹部有拘急痛感，疼痛牵引到脐中部。

评析

淋病的主要症状是小便频数，短涩，淋漓不尽，尿道有刺痛感。淋病的致病机理是肾与膀胱有热。在热邪作用下，津液被煎熬凝结成物，有的存在肾脏中，有的阻塞尿道，使小便不能顺畅地排出，淋漓不尽，有涩痛感，像粟状的砂石一样排出。小便排出受阻，引起小腹拘急，牵引脐中部位作痛。

跌阳脉数，胃中有热，即消谷引食，大便必坚，小便即数。

跌阳脉数，表明胃里有邪热，所以会消耗大量的水谷，不停地吃东西，也必然会出现大便坚硬，小便频数的症状。

评析

"跌阳脉数，胃中有热"是因为跌阳候胃，脉数主热。胃热盛，就会消耗食物和津液，所以患者总是饥饿，烦渴，想要喝水，热盛则大肠失润，所以大便会坚硬。虽然喝了很多水，但胃强脾弱，脾的转输能力差，水液被直接输送到膀胱，因而"小便即数"。小便频数，津液偏渗，肠道干燥，会加剧大便的坚硬；热气无法下泄，胃热也更厉害，消耗食物津液更加严重，就会发展为中消病。

淋家不可发汗，发汗则必便血 ❶。

注释

❶ 便血：小便出血。

患有淋病的人，不能用辛温的药物发汗，如果发汗了，就一定会导致尿血。

评析

淋家指的是长期患有淋病不愈的人。淋病一般是因为肾虚、膀胱积热导致的。如果淋病长期不愈，会导致肾阴亏损严重，膀胱积蓄大量的热无法清除。适合用滋阴清热，辛凉透泄的药物，如果用了辛温的药物发散，则会助长热气，损伤阴气，阴伤邪热更盛，伤害到阴络与营血，就会尿血。

小便不利者，有水气，其人若渴，栝楼瞿麦丸主之。

译文

小便不畅利的患者，如果是因为水气停留而引起的，并且有严重的口渴症状，用栝楼瞿麦丸主治。

评析

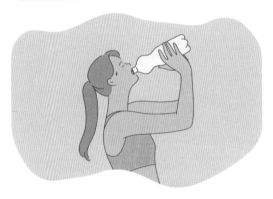

肾为膀胱之里，主水，司气化，膀胱是气化之源，由肾所主，肾阳衰弱就无法化气于膀胱，因而"小便不利"。小便不利，水气积滞内停，所以"有水气"。下焦真阳衰微，无法化气行水，也无法蒸腾津液，使之上潮于口，这就会导致上焦燥热，因而会感到口渴。

方剂原文

栝楼瞿麦丸方

栝楼根二两　茯苓三两　薯蓣三两　附子一枚（炮）　瞿麦一两

上五味，末之，炼蜜丸梧子大，饮服三丸，日三服；不知，增至七八丸，以小便利，腹中温为知❶。

词语注解

❶知：病愈的意思。

栝楼瞿麦丸方

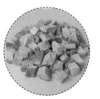 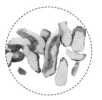 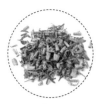

栝楼根二两	茯苓三两	薯蓣三两	附子一枚 炮	瞿麦一两

以上五味药，研磨成末，炼蜜成梧桐子大小的丸，每次用开水送服三丸，每天服用三次；如果没有效果，就增加到七八丸，以小便通利，腹中温暖为度。

方药解析

栝楼根能够润燥生津，止渴；茯苓、瞿麦能够利水，引水气出，通利小便；薯蓣甘淡，能够益脾制水；附子可以振奋肾阳，化气，气化行则水道通利，津液上达，疾病可愈。本方寒凉温燥的药物相互搭配，寒凉滋燥却不会损伤阳气，温阳却不损耗阴津，诸药合用，能够调和阴阳，调节寒热，攻补兼施，到达病处。

原文

脉浮发热，渴欲饮水，小便不利者，猪苓汤主之。

如果患者脉浮，发热，感到口渴，想要喝水，并且小便不畅利的，可以用猪苓汤主治。

评析

脉浮发热，不是由病邪在表引起的，而是客热在肺引发的。肺热郁蒸皮毛，所以脉象应该是浮而兼数，肺热到达外表，所以会发热，因为不是外邪引起的，所以发热的同时没有恶寒。热盛伤阴，损耗津液，所以感到口渴，想要饮水。水与热结则水停，阻碍了膀胱气化，所以小便不畅利。

猪苓汤方

猪苓（去皮） 茯苓、阿胶、滑石、泽泻各一两

上五味，以水四升，先煮四味，取二升，去滓，内胶烊消，温服七合，日三服。

组成用法

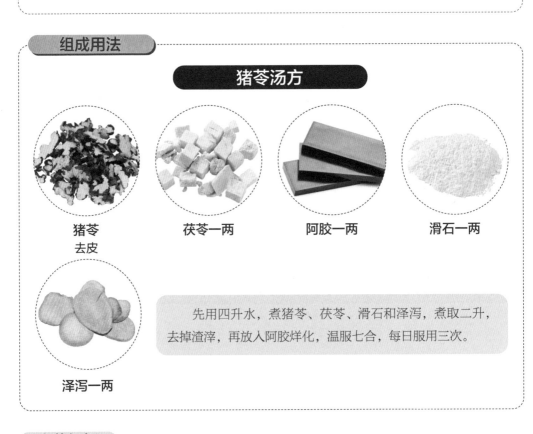

猪苓汤方

猪苓
去皮

茯苓一两

阿胶一两

滑石一两

泽泻一两

先用四升水，煮猪苓、茯苓、滑石和泽泻，煮取二升，去掉渣滓，再放入阿胶烊化，温服七合，每日服用三次。

方药解析

猪苓与茯苓，入肾、膀胱二经，猪苓微苦，苦能下达少阴，甘淡，能渗利水湿，茯苓可利水，泽泻能够宣泄肾中浊气，滑石性质甘寒，滑，可以清除下焦的邪热，使小便畅利，阿胶性味甘咸，可以滋阴润燥。诸药合用，能够渗利、清热、养阴，能利水而不伤阴，能够滋阴却不敛邪，水气排出，邪热清除，阴液恢复，即可痊愈。

水气病脉证并治第十四

本篇对水气病的病因、致病机理以及治疗方法进行了论述。水气病指的是水气聚集泛溢，造成周身皮肤或腹部肿胀的一类疾病，属于肿胀病的范畴，可以分为水肿、气胀两种类别。

原文

脉得诸沉，当责有水，身体肿重。水病脉出❶者，死。

注释

❶ 脉出：指水气病的沉脉暴出，无根，上有下无。

如果脉象见沉，身体浮肿，感到沉重，是水气过多停留导致的。若水气患者的脉象由沉伏暴出，无根，上有而下绝无，表明阴盛格阳，主死。

评析

水气病沉脉者，是因为水为阴邪，阴邪过盛会阻碍阳气运行，脉中的阳气无法催动气血向外，水滞留在皮肤上，压迫脉络，阻碍营卫，所以脉沉。水液充斥皮肤，无法行去，身体因而沉重。患者出现浮大无根、散乱的脉象，是因为内部阴盛，阳气不入，邪盛，正气衰亡，所以多是死症。

原文

心水者，其身重而少气，不得卧，烦而躁，其人阴肿。

心脏病而导致水肿的患者，会有身体沉重之感，呼吸短促，气少，不想说话，心中烦躁不安，无法平躺，病人的前阴部也会有水肿症状。

评析

"心水者"是说心脏有病导致的水肿病。心为阳脏，主血脉。心阳虚，血脉就不畅通，寒气凝结，水饮停滞，所以患者身体肿胀沉重。心阳虚、水邪旺盛，肺气因水邪而受困，使呼吸短促，所以"少气"。平躺时水邪就会逆流到肺部，所以"不得卧"。水气凌心，患者就会烦躁或心悸。"其人阴肿"是因为前阴是肝肾经脉经过的地方，肾水得不到制约，前阴水盛则肿。

原文

肝水者，其腹大，不能自转侧，胁下腹痛，时时津液微生，小便续通❶。

注释

❶ **小便续通：**小便断断续续地通畅，有时通有时不通。

患肝水的病人，腹部肿大，有的无法自由侧身转动，胁腹部位有疼痛感，口中时常有少许的津液，时时微生，小便有时通有时不通。

评析

"肝水者"是肝有病引发的水肿病。肝病而乘脾土，脾无法运化水湿，水气积滞在腹中，所以腹肿大；腹部水盛，腹大，无法自由转动。水气凌肝，肝络受阻，气血郁滞，故而腹部疼痛。肝气紊乱，肝脾不升时，不生津液，小便也就不通畅；肝气稍舒时，脾气可升，胃气可降，水津随着肝气一起上升，所以口中"时时津液微生"，肝气畅行，三焦通畅，小便就可顺畅排出。

原文

肺水者，其身肿，小便难，时时鸭溏。

注释

❶ 鸭溏：大便溏泄的一种，水液与粪便混合，像鸭的粪便，所以叫鸭溏。

译文

肺水患者，身体浮肿，小便排出困难，大便经常像鸭的粪便一样。

评析

"肺水"是肺病引起的水肿。肺主气，肺虚则气失所主，水气就会泛滥于体表，造成"其身肿"。肺失通调，水不能正常运转到膀胱处，所以"小便难"。小便排泄困难，水无处可去，就会加剧身体的肿胀。肺气不行，造成大肠的传化失常，所以大便经常是粪与水混杂而下，像鸭的粪便那样。

原文

脾水者，其腹大，四肢苦重，津液不生，但苦少气，小便难。

译文

患脾水病的人，腹部肿大，四肢非常沉重，口中干燥，津液无法生发，患者唯以气短不续感到最为痛苦，小便也困难。

评析

"脾水者"因脾病导致水肿。患者脾阳虚，无法正常运化水湿，阳气闭郁，不能通达四肢，四肢困于水湿，所以"其腹大，四肢苦重"。脾虚气弱，水湿困在腹部，纳谷减少，脾无法为胃"游溢精气"，因而无法生出津液。脾虚无法散精于肺，肺部无法将津液输送到膀胱，所以"小便难"。

　　风水恶风，一身悉肿，脉浮不渴，续自汗出 ，无大热，越婢汤主之。

注释

❶ 续自汗出：指断断续续地自汗出，是风水在表壅遏，肌腠不畅，郁热从内向外发出的症状。

译文

　　风水病，有怕风，全身浮肿，脉象浮，不渴，断断续续地自汗出，不发高热现象的，用越婢汤主治。

评析

　　风水病是外感风邪，肺卫失宣，通调失常，影响到肾的气化，致使水气在肌表泛溢形成的。因为表卫感受风邪而损伤，所以有"恶风"的症状。"一身悉肿"是说全身浮肿，表明水气泛滥四溢。"脉浮"说明病在表；"不渴"说明里热不盛，没有损伤津液。

方剂原文

越婢汤方

麻黄六两　　石膏半斤　　生姜三两　　大枣十五枚　　甘草二两

**　　上五味，以水六升，先煮麻黄，去上沫，内诸药，煮取三升，分温三服。恶风者加附子一枚炮。风水加术四两。**

组成用法

越婢汤方

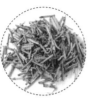 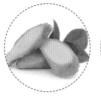 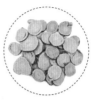

| 麻黄六两 | 石膏半斤 | 生姜三两 | 大枣十五枚 | 甘草二两 |

以上五味药，先用六升水煮麻黄，去掉上面的浮沫，再放入其他药物一起煮，煮取三升，分三次温服。怕风的人再加上一枚炮制的附子。浮肿严重的人，加四两白术。

方药解析

麻黄与石膏搭配，辛凉宣泄，可以发散水气，解除肌表的郁热；再加上生姜，可以解表宣散，祛除肌表的水湿；甘草与大枣搭配，能够补脾和中；大枣配合生姜，可温脾暖胃，还能防止石膏之寒凉伤害胃部。"恶风者加附子一枚炮"，"恶风"是说更加怕风，或者怕冷，表明卫阳不足，加入附子可以温阳。"风水加术四两"是说水气更加严重的人，可以加入四两白术，使除水湿的功效更强。

原文

　　皮水为病，四肢肿，水气在皮肤中，四肢聂聂动 者，防己茯苓汤主之。

注释

❶ 聂聂动：聂，读音同哲（zhé），描述树叶摇动的样子。聂聂动，形容轻微地动。

译文

皮水病，四肢有明显的肿胀，由于水气滞留在皮肤下，四肢肌肉有轻微的跳动感，用防己茯苓汤主治。

本条皮水证候有"四肢肿""聂聂动"的特点。脾主四肢，脾阳虚，运化水湿的能力差，水气就会在四肢皮下存留，所以四肢肿胀。阳气被湿邪遏制在四肢，卫气不通，正邪相搏，所以肿胀处会有跳动之感。本症是由水气过盛，阳郁不宣导致的，应当以消除水湿，通阳化气为主，用防己茯苓汤主治。

方剂原文

防己茯苓汤方

防己三两　黄芪三两　桂枝三两　茯苓六两　甘草二两

上五味，以水六升，煮取二升，分温三服。

组成用法

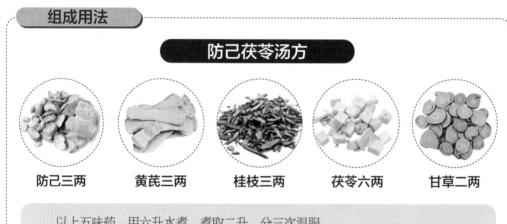

防己茯苓汤方

| 防己三两 | 黄芪三两 | 桂枝三两 | 茯苓六两 | 甘草二两 |

以上五味药，用六升水煮，煮取二升，分三次温服。

方药解析

防己、黄芪能够利水除湿益气，使皮下之水从外而解；桂枝、茯苓能够通阳化气，利水，使水随小便而去；桂枝与黄芪同用，可以通阳行痹，振奋卫阳，消散肌表的水湿之气；甘草的作用是益气，调和诸药，补脾顾中。

问曰：黄汗之为病，身体肿。发热汗出而渴，状如风水，汗沾衣，色正黄如柏汁，脉自沉，何从得之？师曰：以汗出入水中浴，水从汗孔入得之，宜芪芍桂酒汤主之。

译文

问道：黄汗病的症状是身体浮肿，发烧出汗而口渴，病状与风水病很像。汗液沾到衣服上，颜色为正黄色，像黄柏汁一样，脉象沉。这种病是如何得的呢？老师说：如果在出汗时进入水中洗澡，水就会从汗孔进入肌腠，于是就会得黄汗病。适合用芪芍桂酒汤主治。

评析

黄汗病是以患者出汗的颜色命名的水气病，症状与风水病类似，有"身体肿，发热汗出而渴"等症状。汗出之时，营卫衰弱，受到外来的水湿之邪的侵犯，内外相争，营卫郁阻，汗液不能顺畅排出，湿气滞留在肌肤，使得卫郁营热，肌腠湿热相交，因而致病。

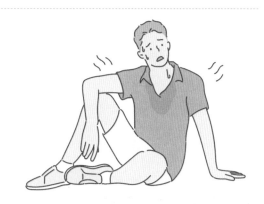

方剂原文

黄芪芍桂苦酒汤方

黄芪五两　芍药三两　桂枝三两

上三味，以苦酒一升，水七升，相和，煮取三升，温服一升。当心烦，服至六七日乃解。若心烦不止者，以苦酒阻故也。

黄芪芍桂苦酒汤方

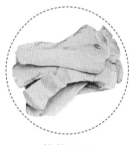

黄芪五两

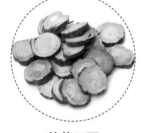

芍药三两

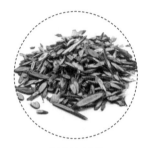

桂枝三两

以上三味药，用苦酒一升，水七升，掺到一起，煮取三升，温服一升。服药后会有心烦现象，服药至六七日后就会解除。如果心烦不止，是苦酒湿热，无法与湿邪相阻的原因。

方药解析

黄芪可益气固卫，走表扶正；桂枝、芍药可以调和营卫；黄芪、桂枝搭配，可以益气通阳利水；苦酒是醋，醋可除水湿。醋有米醋和大麦醋的区别，这里用大麦醋效果更好，可以泄出郁热。醋味酸，会阻滞药力，所以服用后会心烦，等到营卫协调后，疾病就可愈。

原文

气分，心下坚，大如盘，边如旋杯❶，水饮所作，桂枝去芍药加麻辛附子汤主之。

注释

❶ 旋杯：即复杯，是水饮在心下凝聚的一种体征，中间高，边上低，按起来外部硬内部软，所以称为复杯之状。

译文

气分病患者，心下按起来坚硬，形状像大盘，中间高边上低，像复杯，这是水饮凝聚而形成的，用桂枝去芍药加麻辛附子汤主治。

"气分"是因为阳气虚弱、营卫运行不顺畅而形成的,症状表现为"心下坚,大如盘,边如旋杯"。心下指的是胃脘部位,是上焦和中焦交界的地方,营卫不畅,就可能导致水饮在心下部位停聚,因而出现"心下坚满"等症。寒饮凝聚成形,所以患者的心下可以按到大如盘物。

方剂原文

桂枝去芍药加麻黄细辛附子汤方

桂枝三两　生姜三两　甘草二两　大枣十二枚　麻黄二两
细辛二两　附子一枚（炮）

上七味,以水七升,煮麻黄,去上沫,内诸药,煮取二升,分温三服,当汗出,如虫行皮中,即愈。

组成用法

桂枝去芍药加麻黄细辛附子汤方

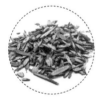

桂枝三两

生姜三两

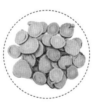

甘草二两

大枣十二枚

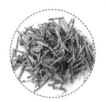

麻黄二两

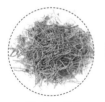

细辛二两

附子一枚
炮

用七升水,先煮麻黄,除去上面的浮沫后,再加入另外六味药煮,煮取二升,分三次温服,服后会出汗,就像虫子在皮肤中爬行,不久后就可以痊愈了。

方药解析

桂枝、生姜、甘草、大枣，几味辛甘的药物搭配，能够温经，通阳化气；麻黄、细辛、附子能够祛寒温阳。诸药合用，具有温经散寒，通阳化气的功效。方中并不是一味加利水除饮的药物，但利水的效果却非常好，还可振奋阳气，通五脏之气，气机运转顺畅，水寒之气就会消散。

原文

心下坚，大如盘，边如旋盘，水饮所作，枳术汤主之。

译文

患者的心下坚满，大如盘，周边也如旋盘坚硬，这是由水饮凝聚而成的，可以用枳术汤主治。

评析

本条描述的症状与上条相比较，只有"旋杯"和"旋盘"的不同。"旋杯"高而峭，表明积水牢固、严重；"旋盘"扁而平，积水程度远不如"旋杯"严重。本症的病因是脾虚气机凝滞，转输不畅，使得水饮积聚，痞结于心下。

枳术汤方

枳实七枚　白术二两

上二味，以水五升，煮取三升，分温三服，腹中软即当散也。

枳术汤方

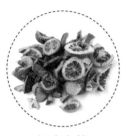

枳实七枚

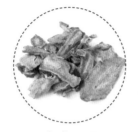

白术二两

以上两味药，用五升水煮，煮取三升，分三次温服，腹中变软，是水饮要消散的征兆。

方药解析

方中君药为枳实，有行气散滞消痞的作用，白术可以健脾化饮运湿，两味药物搭配，可以健脾利水，消中兼补，气行饮化，消除心下的痞坚。方中枳实的量多，主消心下痞满，使痞结的水饮消散，而不再复生。

枳

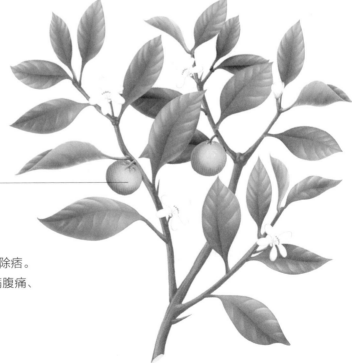

果实
功效：破气消积、化痰除痞。
主治：食积停滞、痞满腹痛、泻痢后重等。

黄疸病脉证并治第十五

黄疸病指各种病因导致的发黄病症，全篇内容可分为发黄症与黄疸病两大类。发黄症指一切发黄病症，是由内伤或外感引起的。黄疸病指一切以面黄、目黄、身黄、小便黄为主症的发黄病症，也被称为黄疸病。

原文

寸口脉浮而缓，浮则为风，缓则为痹。痹非中风。四肢苦烦，脾色必黄，瘀热以行。

寸口部位脉象浮而缓，脉浮是因为感染风邪，脉缓是因为受到湿邪痹阻。痹在这里不是痹症，也不是中风。四肢感觉不舒服，皮肤一定会发黄，这是脾中的瘀热行于肌表造成的。

评析

"寸口脉浮而缓"，脉浮与风邪有关，脉缓与湿邪有关，风湿痹阻了经络、肌肤、关节，使人患中风、痹证等，但本条中"痹非中风"。湿热积蕴在脾，沿着经脉外扰四肢，出现四肢苦烦的症状；湿热内侵血分，造成血液瘀滞，瘀热传到全身，体表见脾主之黄色，而使周身发黄。

原文

夫病酒黄疸，必小便不利，其候心中热，足下热，是其证也。

译文

酒黄疸患者，一定会有小便不畅利，心中烦热，足下发热的症状。

评析

酒疸的形成与饮酒过度有关。酒性湿热，喝了过多的酒一定会导致体内积蓄湿热。湿热向上郁蒸，导致心中烦热，湿热向下，则导致足下发热，气化受阻，则小便不畅利。小便不利，湿热难以外泄，传向全身导致酒疸。

原文

酒黄疸者，或无热，靖言了了❶，腹满欲吐，鼻燥；其脉浮者先吐之，沉弦者先下之。

注释

❶ 靖言了了：语言清晰，神情安静。

译文

酒黄疸患者，有的不发热，神情安静，语言清晰，腹胀满，想要呕吐，鼻干燥；如果脉象浮，则病邪在上，先用吐法治疗，如过脉象沉弦，则病邪在下，先用下法治疗。

评析

酒疸一般是湿热造成的，但病有在上、在中、在下的区别。当湿盛于热时，可能不发热，患者表现为神情宁静，语言也清晰。湿浊中阻，会导致腹部胀满；湿浊阻碍了胃气的和降，人就会恶心想吐；湿浊影响了津液产生与运转，使鼻腔干燥。脉浮是因为湿浊壅阻于上，需要先用吐法进行治疗。如果脉沉弦，则是病邪在下部停阻，需要先用下法进行治疗。

酒疸，心中热，欲呕者，吐之愈。

译文

患酒黄疸的人，感到心中烦热，想要呕吐的，用涌吐法治疗，吐后就会病愈。

评析

酒疸，体内湿热郁蒸，导致心中烦热，湿浊阻碍了胃部气机升降，有想呕吐的症状，想要呕吐说明病邪在上部，这种情况应该以吐法治疗，病邪从上部排出，病症就会治愈。

谷疸之为病，寒热不食，食即头眩，心胸不安，久久发黄为谷疸，茵陈蒿汤主之。

译文

谷疸病，怕冷，发热，吃不下饭，吃饭后会感到头晕，心胸感到烦闷不适，时间久了身体发黄，导致谷疸，可以用茵陈蒿汤主治。

评析

谷疸多是由饮食引起内伤，脾胃受到损伤，蕴湿生热，再加上外感病邪所导致的。谷疸的恶寒发热是湿热交蒸于外，营卫不和所导致的。因为湿热，胃部受纳不利，所以人没有食欲，饮食难以消化，会助长湿热，湿热郁蒸，人会感到心胸烦闷不适，湿热向上，人就会有头晕之感。

茵陈蒿汤方

茵陈蒿六两　　栀子十四枚　　大黄二两

上三味，以水一斗，先煮茵陈，减六升，内二味，煮取三升，去滓，分温三服。小便当利，尿如皂角汁状，色正赤，一宿腹减，黄从小便去也。

组成用法

茵陈蒿汤方

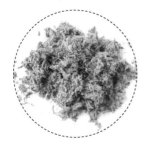

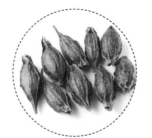

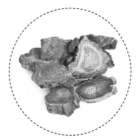

茵陈蒿六两　　　　　　栀子十四枚　　　　　　大黄二两

用一斗水，先煮茵陈蒿，煮减六升时，加入栀子和大黄，煮取三升，去掉渣滓，分三次温服。小便应当就通利了，尿像皂角汁一样，颜色鲜红，一夜后，腹部的胀满就会消除，这是因为湿热从小便排出去了。

方药解析

茵陈蒿味苦微寒，能够清热利湿，退黄，栀子苦寒，可以清除三焦的湿热。大黄的用量是茵陈蒿的三分之一，作用是清热泻火，辅助茵陈蒿和栀子清除湿热，通利小便。

　　黄家日晡所发热，而反恶寒，此为女劳得之；膀胱急，少腹满，身尽黄，额上黑，足下热，因作黑疸，其腹胀如水状，大便必黑，时溏，此女劳之病，非水也。腹满者难治。硝石矾石散主之。

　　发黄症患者，多在午后四五点时发热。如果这时反而出现了怕冷症状，就是女劳疸。如果有膀胱拘急、少腹胀满、全身发黄、额上为黑色、足下发热的症状，就是患了黑疸病。腹部胀满像有水一样，大便一定是黑色的，时常是稀薄的，这是女劳病，不是水肿病。腹部水肿胀满，治疗很困难。用硝石矾石散主治。

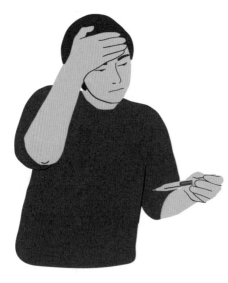

　　本条阐述了鉴别黄家发热与女劳疸发热、女劳疸的症状及转变、黑疸的症治及预后三方面的内容。

　　发黄症大多是由湿热蕴蒸，郁于阳明导致的，所以午后四五点阳明经气旺，病人会发热，但是不恶寒，如果出现不发热但是恶寒的症状，说明不是发黄症，而是女劳疸肾虚内热症，会有"手足中热，薄暮即发"的症状表现。

　　女劳疸是房劳过度、肾精亏虚引起的。阴气损伤波及阳气，阳虚，膀胱缺少温养，出现拘急现象；阳虚于外，肌表则有恶寒之感。肾虚，膀胱气化不利，积蓄湿浊，因而小腹胀满。湿浊排不出去，造成全身发黄。虚火沿着膀胱经脉上炎，与血相搏，额前有瘀血停滞，因而呈黑色。女劳疸时间长了也不痊愈，就会转变为黑疸。

　　黑疸者，肾虚生热，烧灼脉络，瘀血渗进肠腑中，造成大便发黑。脾虚生湿，湿浊停蓄，与瘀血相互阻滞，结果就是"其腹胀如水状"。

硝石矾石散方

硝石、矾石（烧）等分

上二味，为散，以大麦粥汁和服方寸匕，日三服。病随大小便去，小便正黄，大便正黑，是候也。

组成用法

硝石矾石散方

硝石等分

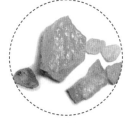

矾石等分
烧

以上两味药，捣成散，用大麦粥汁调和，服用方寸匕，每日服用三次。病邪会随着大小便排出，小便为正黄色，大便为正黑色，就是这种情况。

方药解析

硝石矾石散中，硝石指的是火硝，味苦寒，能消坚散积，除热消瘀；矾石指的是皂矾，味酸寒，能消痰祛湿利水，解毒。两味药都是石药，服用会伤胃，所以服用时加入了大麦粥汁调和，以保护胃气，共同达到消坚化瘀，祛湿的功效。

原文

酒黄疸，心中懊憹或热痛，栀子大黄汤主之。

患酒黄疸的人，心中会感到郁闷不舒，或有灼热疼痛的感觉，用栀子大黄汤主治。

嗜酒，喝酒过度的人，体内蕴含着湿热，导致患酒疸病。湿热中阻，向上熏蒸于心，使得心中懊丧，郁闷不舒；湿热积蓄使气机无法畅达，气机不通引起疼痛，所以心中热痛。"热痛"表明了湿热阻滞，气机不通较为严重。

方剂原文

栀子大黄汤方

栀子十四枚　大黄一两　枳实五枚　豉一升

上四味，以水六升，煮取二升，分温三服。

组成用法

栀子大黄汤方

| 栀子十四枚 | 大黄一两 | 枳实五枚 | 豉一升 |

以上四味药，用六升水，煮取二升，分三次温服。

方药解析

栀子导热，使病从小便出；豆豉可以清热除烦，宣泄郁热；大黄、枳实可以行气开结，荡涤邪热，泻腑，通肠胃，使热向下出，瘀热就随大便而出。诸药共用，能够清泄湿热，消阻滞于中。

原文

　　黄疸病，茵陈五苓散主之。一本云茵陈汤及五苓散并主之。

有些黄疸病，可以用茵陈五苓散主治。有一种说法是，茵陈汤和五苓散都可以主治。

评析

　　茵陈五苓散的作用是清热利湿退黄。茵陈苦寒清热，可以利湿退黄，五苓可以除湿，散淡渗利水。茵陈汤的利水功能强，所以主治的是湿重于热的黄疸病。这类病的症状除了身黄、目黄、小便黄，还有疲倦、恶心、食欲不振、体重减轻、小便不利、舌苔白腻、轻微腹满等。

原文

　　黄疸腹满，小便不利而赤，自汗出，此为表和里实，当下之，宜大黄硝石汤。

　　黄疸病，有腹部胀满，小便不通畅且颜色发红，自汗出等症状的，这是没有外邪感染，内部有实热，应当用下法治疗，适合用大黄硝石汤。

评析

　　黄疸湿热壅盛，聚集在体内，里热成实，因而导致腹部胀满。湿热阻滞，膀胱气化不利，于是小便不顺畅，而呈红色。自汗出是因为里之实热逼迫津液向外排泄，并不是肌表不固的表证，所以说"此为表和里实"。外部无病，但里热成实，所以用攻下治，以通腑去热，除湿退黄。

大黄硝石汤方

大黄、黄柏、硝石各四两　栀子十五枚

上四味，以水六升，煮取二升，去滓，内硝，更煮取一升，顿服。

组成用法

大黄硝石汤方

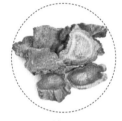 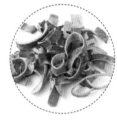  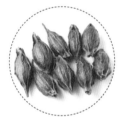

| 大黄四两 | 黄柏四两 | 硝石四两 | 栀子十五枚 |

先将大黄、黄柏、栀子用六升水煮，煮取二升，去掉渣滓，再放入硝石，煮取一升，一次服下。

方药解析

大黄的作用是泻热通腑，凉血去瘀滞；硝石的作用是消瘀泄热，这两味药能够荡涤瘀热。栀子、黄柏是苦寒泻热之药，也具有利湿除黄的作用。诸药合用，可以清热通便，利湿除黄。因为这些药药力较猛，所以会出现腹痛拒按，大小便不通畅等现象，只有脉象滑数有力等实热征象明显的患者才能使用本方。

黄疸病，小便色不变，欲自利，腹满而喘，不可除热，热除必哕。哕者，小半夏汤主之。方见痰饮中。

黄疸病，小便的颜色没有变化，将要自行下利，腹部胀满并且气喘，不可以用除热的方法治疗，虽然可以除去热邪，但一定会引起呃逆。呃逆的患者，用小半夏汤主治。

评析

黄疸病多为湿热熏蒸引起，其小便一定会黄赤短少，或者排便不畅；小便色不变是因为里无热。欲自利是寒湿困脾，脾虚不运之症。寒湿停滞在中焦不化去，引起腹满。湿邪阻滞，气机运行不顺畅，因而会气喘。应当用散寒除湿，温运脾阳的药物。如果将此症当成里热实证，用苦寒的药物除热，一定会伤脾胃的阳气，使胃气逆上，导致呃逆。

男子黄，小便自利，当与虚劳小建中汤。方见虚劳中。

男子患黄疸病，小便通利，可以服用治疗虚劳的小建中汤。

评析

体内蕴藏着湿热，导致发黄，一般会有小便通畅的症状。此症中的发黄患者，小便自利，可以得知他的发黄不是湿热导致的，而是脾胃虚弱，气血不足，难以荣养肌肤导致的萎黄症。这个病症不光男子有，女子在病产后或大失血后，气血不足，无法荣养皮肤，也会患萎黄症。小建中汤可以调养脾胃，使气血充盈。

惊悸吐衄下血胸满瘀血病脉证治第十六

本篇介绍了惊、悸、吐、衄、下血和瘀血等病症，这些病症可以概括为两大类：惊悸症和血症。虽然篇名中写了胸满，但在此篇，胸满只是瘀血的伴见症状，不作为独立的病患。

原文

寸口脉动而弱，动即为惊，弱则为悸。

寸口部位出现脉动且脉弱，脉动是由于受了惊，脉弱是由于心悸。

评析

动脉指的是寸口脉短而急促，像豆子一样跳突，一般见于惊症。弱脉是指寸口脉细软没有力量，重按才能发现，一般见于悸症。惊症多是受惊后气乱，脉厥厥动摇，悸症多由营血亏虚无法润养心脉，心气鼓动弱，使脉象细软。如果是动弱的脉象，说明血虚气亏，又受到了惊扰，所以心中惶恐，悸动不安，这就是惊悸症。

原文

师曰：夫脉浮，目睛晕黄❶，衄未止。晕黄去，目睛慧了❷，知衄今止。

注释

❶ **目睛晕黄：** 一是说黑睛周围有黄晕，不同于黄疸白珠发黄；一是病人感觉看东西昏黄不清。

❷ **目睛慧了：** 目睛清明的意思。

老师说：尺部脉浮，黑睛周围出现黄晕，看东西昏黄不清，说明衄血没有停止。目睛晕黄退去后，看东西会变得清楚，表明衄血已经停止了。

评析

尺脉应该沉不应该浮，浮是肝肾阴亏的表现，相火内动，虚热向上扰动。肝的虚热向上影响到眼睛，所以眼睛发黄，看东西不清楚。热逼迫血妄行，对阳络造成损伤，所以会衄血。如果晕黄消退了，目睛清明，看东西也清晰，表明火降热退，血宁，"知衄今止"。

原文

又曰：从春至夏衄者太阳，从秋至冬衄者阳明。

译文

老师又说：从春天到夏天，衄血的人属太阳，从秋天到冬天，衄血的人属阳明。

评析

春天和夏天，阳气升发，身体里的阳气向外发散，这时候衄血，一般是由于表热亢盛，损伤阳络。秋天和冬天，阳气收敛，身体里的阳气在内部潜藏，这时候衄血，一般是因为里热亢盛，干扰了血脉，里阳盛者阳明。

原文

衄家不可汗，汗出必额上陷❶，脉紧急，直视不能眴❷，不得眠。

注释

❶ 额上陷：额头上，两旁的动脉由于血脱而下陷。

❷ 眴：形容眼球转动。

经常流鼻血的病人，不能让他发汗。误汗会使他额头上凹陷处的经脉下陷，脉象紧急，眼睛直视无法转动，无法入眠。

评析

衄家是经常鼻衄肌衄的人，此处可以理解为出血病人。失血的人阴血亏，就算是外有表邪，也不能随便用发汗的方法。汗血同源，发汗会影响阴血，失去阴血会经脉空虚，所以额头上的脉络陷而不起。

原文

病人面无血色，无寒热。脉沉弦者，衄；浮弱，手按之绝者，下血；烦咳者，必吐血。

病人脸色苍白，既不怕冷，也不发热，脉沉弦的，是衄血；脉浮弱，用手按则无，是下血；烦躁咳嗽的，一定会导致吐血。

评析

病人脸色苍白，表明血脱不荣，无寒热，是因为没有外感表证，可知病人"面无血色"是内伤出血导致的。脉见沉弦的，沉主病在肾，弦主病在肝，肝火上逆损伤阳络，会有衄血。脉浮弱无力的，浮是阴不敛阳，弱为血虚，是虚阳上浮的下血症。面无血色且烦躁咳嗽的，是阴虚有热，灼伤肺络导致吐血。

原文

夫吐血，咳逆上气，其脉数而有热，不得卧者，死。

译文

吐血者，并且伴有咳嗽喘逆，脉数发热现象，不能躺着睡觉的，是死证。

评析

吐血的人，还有咳嗽喘逆的症状，说明吐血受到咳嗽喘逆的影响，血是从肺部而来，咳伤肺络，喘导致气逆，咳逆则血出。吐血使阴虚加重，因而火旺加重，灼烧肺部，吐血、咳嗽喘逆更加严重，造成恶性循环。虚火上扰心神，使人不得安眠。

原文

夫酒客咳者，必致吐血，此因极饮过度所致也。

译文

平常嗜酒的人，又有咳嗽的症状，一定会导致吐血。这是饮酒过度造成的。

评析

酒体湿而性热，喝酒过多会导致体内积蓄湿热。湿热在胃部积蓄，会损伤胃络，导致吐血，湿热向上影响肺部，肺失清肃会有咳嗽症状，肺络受损会咯血。可见爱喝酒的人咯血、吐血的主要原因是湿热。

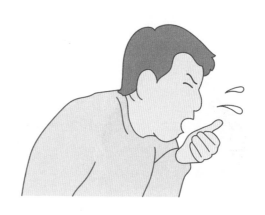

亡血不可发其表，汗出即寒栗而振。

失血的人，不能发汗解表，出汗后，会有寒战、怕冷的表现。

评析

失血的人阴血亏损，就算有表邪也不能用发汗的方法去解表邪。如果用了发汗的方法，不仅会损伤阴血，还会导致阳气外泄，使得卫阳不足，所以寒战怕冷。只要是出血病人，都不能使用汗法。

原文

火邪者，桂枝去芍药加蜀漆牡蛎龙骨救逆汤主之。

病人如果由于温针、火灸、熏法感到火邪，可以用桂枝去芍药加蜀漆牡蛎龙骨救逆汤主治。

评析

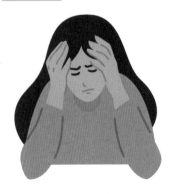

"火邪"指的是由各种原因导致的火热之邪患，如温针、火灸、熏法等。火热为患会将津液逼出，汗会损伤心阳；壮火食气，火热会损伤心气；火热可将津液蒸灼为痰，痰会阻塞心窍。这些情况会导致惊症，出现心悸、烦躁不安、惊狂等症状。

桂枝救逆汤方

桂枝三两（去皮）　　甘草二两（炙）　　生姜三两　牡蛎五两（熬）　　龙骨四两　大枣十二枚　蜀漆三两（洗去腥）

上为末，以水一斗二升，先煮蜀漆，减二升，内诸药，煮取三升，去滓，温服一升。

组成用法

桂枝救逆汤方

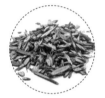

桂枝三两
去皮

甘草二两
炙

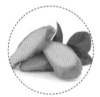

生姜三两

牡蛎五两
熬

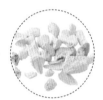

龙骨四两

大枣十二枚

蜀漆三两
洗去腥

以上药物研成末，用一斗二升水，先煮蜀漆，煮至一斗后，再加入其他药物，煮取三升，去掉渣滓，温服一升。

方药解析

本方是桂枝汤除去芍药，再加上蜀漆、龙骨、牡蛎组成的。方中的桂枝、甘草辛甘，能够复心阳；芍药阴柔，不利于心阳恢复，所以除去；生姜、大枣可以调和营卫，还能够助神明；蜀漆是常山的嫩枝叶，具有涤痰逐邪的作用；龙骨、牡蛎具有良好的安神、镇静效果。诸药合用，能够补益心阳，安宁心神。

心下悸者，半夏麻黄丸主之。

译文

心下悸动的人，可以用半夏麻黄丸主治。

评析

　　心下指的是胃脘部位。心下有水饮停留，上凌于心，会阻遏心阳，患者因此觉得心中悸动不安。治疗时应当用宣通阳气、消水饮、降逆气的半夏麻黄丸。

方剂原文

半夏麻黄丸方

半夏、麻黄等分

上二味，末之，炼蜜和丸小豆大，饮服三丸，日三服。

组成用法

半夏麻黄丸方

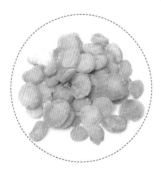

半夏等分

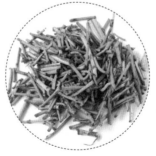

麻黄等分

以上两味药，磨成粉末，炼蜜成小豆大小的丸，用水服用三丸，每日服用三次。

半夏麻黄丸方中，半夏的作用是蠲饮降逆，麻黄的作用是宣发阳气。阳气无法宣发，停饮就很难速消，所以炼成蜜丸服用，丸剂小量，可以慢慢发挥效用。心阳宣发，水饮得降，心悸就会平定。

原文

吐血不止者，柏叶汤主之。

吐血不止的患者，可以用柏叶汤主治。

评析

本条讲的是虚寒性吐血的治疗方法。"吐血不止"在此处指的是吐血量多，或者吐血量少但持续的时日久，这是中焦虚寒，血不归经导致的。除此之外，病人还会有面色萎黄、精神不振、舌淡胖大、肢体冷、脉虚软无力的症状。可以用柏叶汤温中止血。

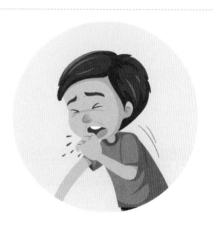

柏叶汤方

柏叶、干姜各三两　艾三把

上三味，以水五升，取马通汁一升，合煮取一升，分温再服。

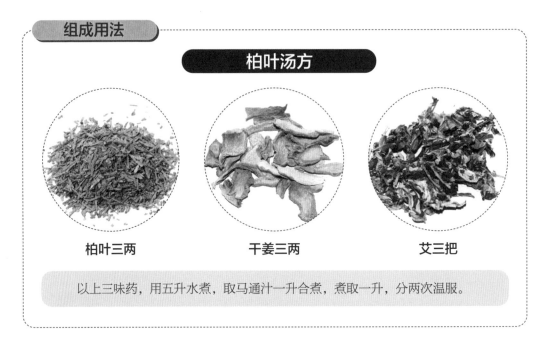

组成用法

柏叶汤方

柏叶三两　　　　　　干姜三两　　　　　　艾三把

以上三味药，用五升水煮，取马通汁一升合煮，煮取一升，分两次温服。

方药解析

柏叶汤包含柏叶、干姜、艾、马通汁四味药。柏叶是侧柏叶，味苦、涩，性微寒，能够折其上逆之势，也可以收敛止血；干姜的作用是温中摄血，艾叶能够温经止血，一起使用可以摄血，振奋阳气；马通汁可以引血下行以止血。诸药共同使用，可以温中止血。

原文

心气不足，吐血，衄血，泻心汤主之。

译文

心气不足，烦躁不安，吐血、衄血的，用泻心汤主治。

评析

心主血脉，心藏神。火热过盛会干扰心神，有心烦不安的症状；血被迫上行，于是患者会吐血、衄血。泻心汤的泻火能力很突出，可以用它主治。

164

泻心汤方：也治霍乱

大黄二两　黄连、黄芩各一两

上三味，以水三升，煮取一升，顿服之。

组成用法

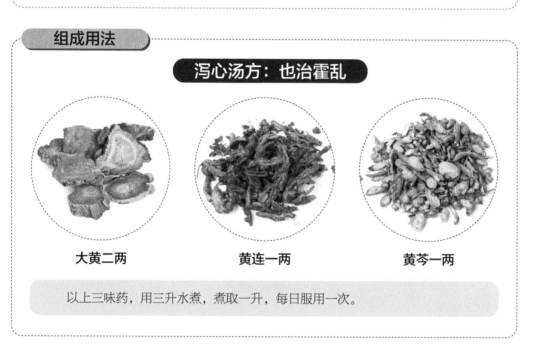

泻心汤方：也治霍乱

大黄二两　　　　黄连一两　　　　黄芩一两

以上三味药，用三升水煮，煮取一升，每日服用一次。

方药解析

　　泻心汤可以止血凉血，清热泻火。黄连可以泻心火，黄芩可以泻上焦火，大黄可以泻火通腑，引火下行，火降则血宁。方中没有一味止血药，但却可以止吐、衄血，是因为本症由心火亢盛，邪热过盛引起，用本方清热泻火，泻火即可止血。

呕吐哕下利病脉证治第十七

本篇主要讲述了呕吐、呃逆、泄泻、痢疾的致病原因、机理、治疗方法。呕吐指的是胃失和降，出现呕吐症状的病症。呃逆是气机上逆，以呃逆为主症的疾病，通常称为"打嗝"。泄泻和痢疾总称为下利。

原文

夫呕家有痈脓，不可治呕，脓尽自愈。

译文

平时有呕吐的病人，如果吐出脓血，表明胃部有痈疡溃脓，治疗时不可以用止呕吐的方法，而是应该等脓血排尽，那么呕吐就自然可以痊愈了。

评析

胃里面有痈脓，经过呕吐，可以将其吐出来，这表明正气逐邪外出。治疗时也应该找准病因，从根本上进行治疗，而不能只治疗表面的呕吐。呕吐不是本而是标，胃中的痈脓才是本，所以治疗应当主消痈排脓，痈脓除去，呕吐就会自然痊愈。

原文

病人欲吐者，不可下之。

译文

患者有想要呕吐的症状的，不可以用攻下法治疗。

评析

患者想要呕吐一般是由于邪气扰胃，使得胃失和降，但是有正气驱逐邪气外出的趋势。治疗方法应当促使正气战胜邪气，邪止则正气安，呕吐也就停止了。如果患者有想呕吐的症状，却误用了下法，会使得正气更加虚弱，无法除邪，使病情加重。

哕而腹满，视其前后 ，知何部不利，利之即愈。

注释

❶ 前后：指小便和大便，"前"指小便，"后"指大便。

译文

病人有呃逆且腹部胀满的症状，应该主动询问病人的大小便是否正常，看有没有不通利的，然后通大便，利小便，呃逆也就可以痊愈了。

评析

患者有呃逆腹满的症状，很多都是大小便不通畅造成的，气体逆行压迫胃部，医生询问病情的时候，要弄清楚是前部小便不顺畅，还是后部的大便不顺畅。这两者都有可能导致气机上逆，造成呃逆。

原文

呕而胸满者，茱萸汤主之。

译文

呕吐，并且伴随有胸部胀满症状的，可以用吴茱萸汤主治。

评析

呕吐病在实热证和虚寒证中都有。本条是胃虚寒气凝滞，停留水饮，浊阴无法下降，阴乘阳位，胸阳不展，气机不畅利，逆行逼迫到胃部，胃失和降导致的。可以用温中补虚、散寒降逆的吴茱萸汤来治疗。

茱萸汤方

吴茱萸一升　人参三两　生姜六两　大枣十二枚

上四味，以水五升，煮取三升，温服七合，日三服。

组成用法

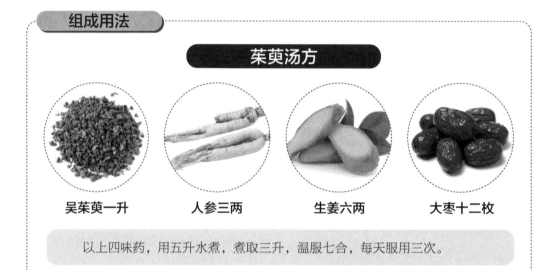

茱萸汤方

吴茱萸一升　　　人参三两　　　生姜六两　　　大枣十二枚

以上四味药，用五升水煮，煮取三升，温服七合，每天服用三次。

方药解析

茱萸汤方起到了温中补虚，化饮降逆的效果。方中吴茱萸和生姜的作用是温胃散寒，化饮止呕，和胃降逆，人参、大枣的作用是补益中气，安胃益脾。

原文

干呕，吐涎沫❶，头痛者，茱萸汤主之。方见上。

注释

❶ 涎沫："涎"是黏稠的浊液，"沫"是白色的唾沫。涎沫，指的是浊液和唾沫。

 译文

干呕，吐涎沫，又伴随着头痛症状的，用吴茱萸汤主治。

评析

病人发出呕吐的声音，但没有吐出东西，是为"干呕"。病人胃气虚寒，饮邪向上泛滥，但饮邪少而虚寒较重，所以病人会出现干呕、吐涎沫的症状。病人胃虚有寒，并且厥阴肝经寒气上逆，导致头痛。这些现象都是胃气虚寒，停滞饮邪，肝经寒气向上逆行导致的，用吴茱萸汤主治。

原文

呕而肠鸣，心下痞者，半夏泻心汤主之。

译文

患者出现呕吐，肠中有鸣响、心下痞满现象的，用半夏泻心汤主治。

评析

患者出现的症状有呕吐、肠鸣、心下痞。呕吐是胃气虚寒，浊邪干扰胃部，胃失和降引起的。肠鸣是中焦虚寒，脾气向下陷导致的。心下痞指的是胃脘部胀满痞塞，是由中焦阳虚，寒热相互搏结，胃部不能降浊，脾无法健运导致的。这些症状的原因都是寒热交错，中焦痞塞，升降失常，向上就表现为呕吐，中部表现为痞塞，向下则是肠鸣，用半夏泻心汤主治。

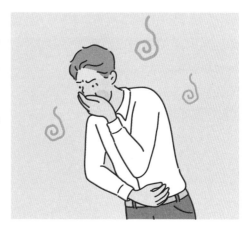

方剂原文

半夏泻心汤方

半夏半升（洗）　黄芩三两　干姜三两　人参三两　黄连一两　大枣十二枚　甘草三两（炙）

上七味，以水一斗，煮取六升，去滓，再煮取三升，温服一升，日三服。

组成用法

半夏泻心汤方

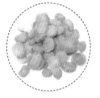
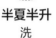
半夏半升
洗

黄芩三两

干姜三两

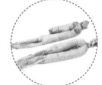
人参三两

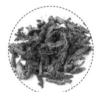
黄连一两

大枣十二枚

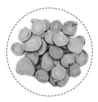
甘草三两
炙

以上七味药，用一斗水，煮取六升，去掉渣滓，再煮取三升，温服一升，每天服用三次。

方药解析

中气是上下的枢纽，所以本症中三焦都有病症，却不治疗上部和下部，而治疗中部。黄芩、黄连味苦，可降泄痞，干姜、半夏可以止呕降逆开痞；人参、甘草、大枣可以养中气、复胃阳。这些药物一起使用，能够使中州枢机通利，恢复其升降交通，开散痞结，呕逆肠鸣也会随之痊愈。

干呕而利者，黄芩加半夏生姜汤主之。

译文

患者干呕，又有下利症状的，可以用黄芩加半夏生姜汤主治。

评析

湿热浊邪侵犯胃部，导致干呕；湿热郁迫于肠，脾无法健运，无法分清别浊，于是会下利。观其药方，可推测其症状还应该包括口苦、舌苔微黄而腻、肠鸣、腹痛肿胀等。

方剂原文

黄芩加半夏生姜汤方

黄芩三两　甘草二两（炙）　芍药二两　半夏半升　生姜三两　大枣十二枚

上六味，以水一斗，煮取三升，去滓，温服一升，日再夜一服。

组成用法

黄芩加半夏生姜汤方

| 黄芩三两 | 甘草二两炙 | 芍药二两 | 半夏半升 | 生姜三两 | 大枣十二枚 |

以上六味药，用一斗水煮，煮取三升，去掉渣滓，温服一升，白天服用二次，夜晚服用一次。

本症以下利为主，重点在于肠道，干呕只是伴随症状。黄芩与芍药可以清泄肠热，半夏和生姜可以降逆和胃，化湿止呕；甘草与大枣能够调和诸药，并且安胃气，降胃部逆气。湿热下降消去，那么干呕下利就可以治愈了。

原文

诸呕吐，谷不得下者，小半夏汤主之。（方见痰饮中）

有各种呕吐，无法进饮食症状的，用小半夏汤主治。

评析

诸呕吐指的是各种原因导致的呕吐。此处主要指的是胃部停留水饮，胃失和降引起的呕吐。胃部停留水饮，胃气上逆，就会影响饮食。症状应该还有剧烈呕吐、心悸、目眩、心下胀满、口不渴、舌质淡、苔白滑等。可用小半夏汤以和胃降逆，散寒化饮。

原文

呕吐而病在膈上，后思水者，解，急与之。思水者，猪苓散主之。

病在膈上而导致呕吐，呕吐之后，想要喝水的，是呕吐将要痊愈的表现，要及时让病人饮水。口渴想要喝水的，用猪苓散主治。

　　病在膈上，是因为膈有热，所以想要饮水，但是胃部没有燥热，胃不消水，水就停留在胃部，膈热与水饮相搏导致胃气上逆，因而呕吐。膈热与水饮都随着呕吐而去，胃阳也会恢复，所以思饮水，病人将要痊愈。水去阳复，病人欲饮水，就应该根据形势治疗，让病人饮一些水，滋润虚燥，胃气乃和，因而"急与之"。

方剂原文

猪苓散方

猪苓、茯苓、白术各等分

上三味，杵为散，饮服方寸匕，日三服。

组成用法

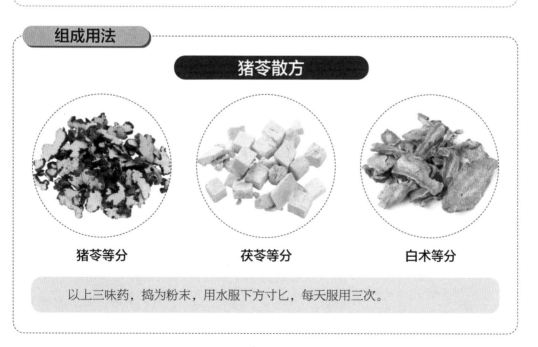

猪苓散方

猪苓等分　　　　茯苓等分　　　　白术等分

以上三味药，捣为粉末，用水服下方寸匕，每天服用三次。

方药解析

　　因为本症中有水饮，所以用散剂来助力胃气，消散水饮，而不用汤剂。猪苓、茯苓的作用是淡渗利水，白术的作用是健脾除湿，使水湿向下，气化水行，中阳复运，脾胃健运，呕吐也就会痊愈。

呕而脉弱，小便复利，身有微热，见厥者，难治，四逆汤主之。

病人呕吐之后，脉象微弱，但是小便却畅利，身体有轻微的发热，而四肢逆冷的，这种病比较难治，可以用四逆汤主治。

评析

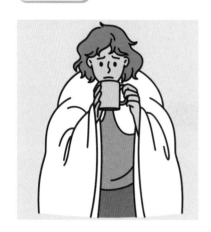

病人呕吐，并且脉象微弱，说明呕吐症状已经持续很久了，对胃气造成了很大伤害，化源不及，气血虚弱。呕吐加剧，小便增多，称作"复利"。这是因为呕吐时间太久了，脾胃阳虚，无法运化，下焦阳气不足，肾难以气化和固摄。血脉不利，四肢乃冷。格阳于外，虚阳向外散发，所以身体微微发热。

方剂原文

四逆汤方

附子（生用）一枚　干姜一两半　甘草二两（炙）

上三味，以水三升，煮取一升二合，去滓，分温再服。强人可大附子一枚，干姜三两。

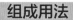

四逆汤方

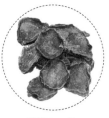

附子一枚
生用

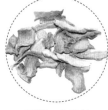

干姜一两半

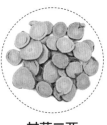

甘草二两
炙

以上三味药，用三升水煮，煮取一升二合，弃掉渣滓，分两次温服。体质强健的人可以用一枚大附子，三两生姜。

方药解析

附子性热，药效剽悍，可以回阳救逆；干姜大辛，能够温中散寒，温胃阳止呕；炙甘草可以缓中和内外。本方的施治原理是"寒淫于内，治以甘热"。诸药共用，有温中散寒，回阳救逆的功效。

原文

呕而发热者，小柴胡汤主之。

病人有呕吐且发热症状的，用小柴胡汤主治。

评析

结合《伤寒论》的相关内容，本条的症状应该有烦躁、呕吐、往来寒热、胸胁苦满等。《伤寒论》中写道："有柴胡症，但见一症便是，不必悉俱。"因为邪郁少阳，所以会发热；邪热逼迫胃部，胃气向上逆走，所以会呕吐。小柴胡汤能够和解少阳枢机，去邪热，止呕吐。

小柴胡汤方

柴胡半斤　　黄芩三两　　人参三两　　甘草三两　　半夏半斤
生姜三两　　大枣十二枚

上七味，以水一斗二升，煮取六升，去滓，再煎取三升，温服一升，日三服。

组成用法

小柴胡汤方

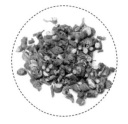

柴胡半斤

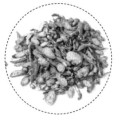

黄芩三两

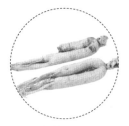

人参三两

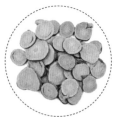

甘草三两

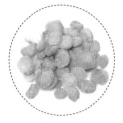

半夏半斤

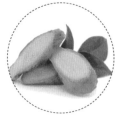

生姜三两

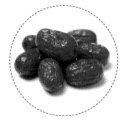

大枣十二枚

以上七味药，用一斗二升水煮，煮取六升，去掉渣滓，再煎取三升，温服一升，每天服用三次。

方中柴胡可以透达少阳半表之邪，疏解滞塞的气机，黄芩的作用是清泄少阳半里的郁热，这两味药搭配在一起，能够解少阳半表半里的邪热。半夏、生姜的作用是降逆止呕，和胃。人参、甘草、大枣有鼓舞正气，益气补中，预补其虚的作用，可以防止外邪再入里，和解少阳，扶助正气，疏利三焦，畅通气机。

原文

胃反呕吐者，大半夏汤主之。

反胃引起呕吐的，可以用大半夏汤主治。

评析

胃反呕吐指的是病人有早上吃傍晚吐，傍晚吃早上吐，吐出隔夜的食物清冷不化等症状。胃气虚寒，无法腐熟水谷，所以过了一天食物仍不消化，早上吃的傍晚会吐出来，或者傍晚吃的早上吐出来。脾阳虚，无法生津液、化气体，肠道干燥，大便干结，胃肠燥结，和降失调，就会上逆，出现呕吐症状。

大半夏汤方

半夏二升（洗完用）　人参三两　白蜜一升

上三味，以水一斗二升，和蜜扬之二百四十遍，煮取二升半，温服一升，余分再服。

大半夏汤方

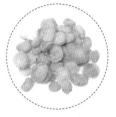

半夏二升
洗完用

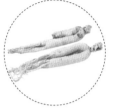

人参三两

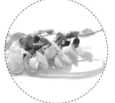

白蜜一升

以上三味药，用一斗二升水，和蜜扬二百四十遍，煮取二升半，温服一升，剩下的分两次服用。

方药解析

大半夏汤的作用是开结降逆，补虚润燥。方中重用半夏，发挥开结降逆的作用，人参和白蜜起到补虚润燥的作用。

原文

食已即吐者，大黄甘草汤主之。

译文

吃完东西就立刻呕吐的，可以用大黄甘草汤主治。

评析

吃完食物立刻呕吐，多是胃肠内积滞实热，不通腑气，实热影响到胃造成的。《素问·至真要大论》中记载的"诸逆冲上，皆属于火"就是这类现象的解释。用大黄甘草汤可以治疗。

方剂原文

大黄甘草汤方

大黄四两　甘草一两

上二味，以水三升，煮取一升，分温再服。

大黄甘草汤方

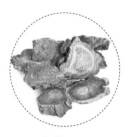

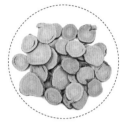

以上两味药，用三升水煮，煮取一升，分两次温服。

大黄四两　　　　**甘草一两**

方药解析

治疗的重点应当是通腑气、泻实热、和胃气，用大黄甘草汤主治。方中，大黄的作用是荡涤胃肠实热、顺承腑气；甘草可以和吐，能够缓解病势的急迫，也可以缓和攻下的峻猛。这两味药搭配，能够使实热去除，肾气调和，呕吐也就会停止。

原文

胃反，吐而渴欲饮水者，茯苓泽泻汤主之。

患者反复呕吐，呕吐后口渴，想要喝水的，可以用茯苓泽泻汤主治。

评析

茯苓泽泻汤可治疗"胃反"，指的是早上吃傍晚吐，傍晚吃早上吐，宿谷不化。本条的"胃反"指的是反复呕吐。一般是胃部积蓄水饮，胃气上逆，造成呕吐。水饮停留则伤脾，脾失运化，津液运化不利，则胃中虚燥，使患者口渴，想要喝水；喝水多了也会伤脾胃，水饮运化更加不利，则水停愈多，呕吐也就加剧。

茯苓泽泻汤方

茯苓半斤　　泽泻四两　　甘草二两　　桂枝二两　　白术三两
生姜四两

上六味，以水一斗，煮取三升，内泽泻，再煮取二升半，温服八合，日三服。

组成用法

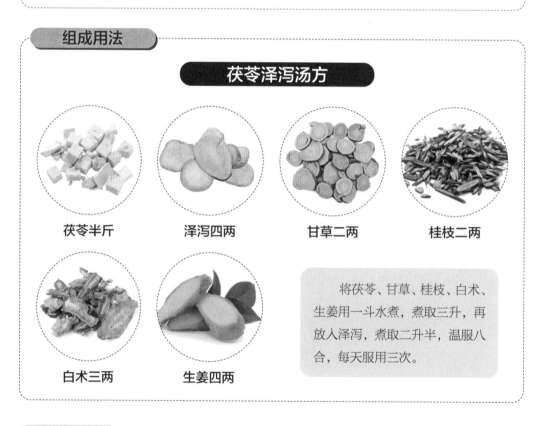

茯苓泽泻汤方

茯苓半斤

泽泻四两

甘草二两

桂枝二两

白术三两

生姜四两

将茯苓、甘草、桂枝、白术、生姜用一斗水煮，煮取三升，再放入泽泻，煮取二升半，温服八合，每天服用三次。

方药解析

茯苓泽泻汤的效用是健脾利水，温胃化饮。茯苓、泽泻、白术有淡渗利水、除水湿、健脾的作用，桂枝、生姜、甘草的作用是和胃降逆，通阳化饮。诸药并用，气化水行，胃气可降，呕吐、口渴的症状也就会停止。

疮痈肠痈浸淫病脉证并治第十八

中医视频课

本篇主要讲述了四种疾病的病因、治疗方法和预后，分别是痈肿、肠痈、金疮和浸淫病。这四种病症都属于外科疾患，因而放在同一篇进行论述。

原文

肠痈之为病，其身甲错，腹皮急，按之濡，如肿状，腹无积聚，身无热，脉数，此为腹内有痈脓，薏苡附子败酱散主之。

译文

肠痈病患者，身上的皮肤像鳞甲一样干燥粗糙。腹部的皮肤紧张，用手按下去却很柔软，用力按压觉得里面像是有肿块，但实际上腹中并没有积聚硬块，身体不发热，脉象数，这是肠内形成了痈肿，可以用薏苡附子败酱散主治。

评析

肠痈患者的皮肤像鳞甲一般干燥，是因为肠内生了痈脓，气机不通，痈脓消耗了营血，营卫气血无法荣润皮肤。肠内有痈脓使得气血郁结，对腹部造成影响，使得腹部皮肤紧张有力，这就是内部症状反映在外表的表现。而实际上腹内并没有积聚，所以按压腹壁时手感是濡软的；而肠中已经突起了痈肿，所以按起来碍手如肿状。痈肿发生在肠内而不是发生在腹皮，所以说"腹皮急，按之濡，如肿状"。病人的肠痈如果形成已久，郁热邪毒已经腐化成了脓，正气非常虚弱，病变也就不多，因而不出现发热的症状。病人的阳气虚弱，正气无法胜邪，要么就是大热肉腐酿生痈脓的阶段已经过去了，所以虽然出现脉数现象，但并没有发热，也就是身无热而脉数。此处数脉主瘀热。

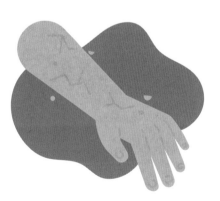

薏苡附子败酱散方

薏苡仁十分　　附子二分　　败酱五分

上三味，杵为末，取方寸匕，以水二升，煎减半，顿服，小便当下。

组成用法

薏苡附子败酱散方

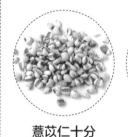

薏苡仁十分

附子二分

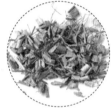

败酱五分

以上三味药，捣成粉末，取方寸匕，用两升水煎煮，煎煮至减半时，一次服下，小便就会通利。

方药解析

　　败酱散可以排脓解毒，提振阳气。薏苡仁和败酱的主要作用是排脓解毒，附子辛热，可以助长阳气，有助于散结。"顿服"是为了集中药效，快速攻克疾病，消解痈脓，防止痈脓滋长蔓延。"小便当下"是因为服药之后，气机通畅，膀胱恢复气化功能，小便于是通利。

原文

　　肠痈者，少腹肿痞❶，按之即痛如淋❷，小便自调，时时发热，自汗出，复恶寒，其脉迟紧者，脓未成，可下之，当有血。脉洪数者，脓已成，不可下也，大黄牡丹汤主之❸。

❶ **肿痞**：指肠痈有形之痈肿，在肠道中痞塞，触摸时会有压痛和反跳痛的感觉。

❷ **按之即痛如淋**：按压肠痈所发生的部位时，会牵扯到膀胱及前阴，会有刺痛感，类似患淋病的刺痛感。

❸ **大黄牡丹汤主之**：根据原文的意思，"大黄牡丹汤主之"一句应该在"脓未成，可下之"的后面。这句话是倒置了，是为了对诊断进行强调。

患肠痈的病人，会出现少腹部肿胀痞满的症状，用手按压肿胀的地方，患者就会产生患淋病那样的刺痛感觉，但患者的小便是正常的。患者时时发热，出汗，并且怕冷。如果脉是迟紧的，就表示脓还没有形成，可以用下法进行治疗，药物方剂可以选用大黄牡丹汤。服药后，大便应当会伴随着污血。如果脉象洪数，说明肠痈已经成脓了，就无法再用下法了。

评析

肠痈患者的少腹阑门部位会有包块突起，有形之痈肿阻塞肠道，患者会感觉痞塞不通，也就是"少腹肿痞"。这是热毒内聚，营血在肠中瘀结导致的。肠痈形成，本身也会痛，按压还会有淋病那般的刺痛，所以说"按之即痛如淋"。按压肠痈部会牵引到前阴痛如淋，不过并没有淋病，所以小便是正常的。肠内痈肿导致营血不畅，气机阻滞，所以出现发热症状。有实热熏蒸，营卫失于调和，津液向外排泄，所以会出汗。大热肉腐成脓的时候，邪正相争，会出现恶寒，甚至高热寒战的症状。脓没有形成可以用下法泄热解毒，痈肿消除后污血会随大便排出。

方剂原文

大黄牡丹汤方

大黄四两　牡丹一两　桃仁五十个　瓜子半升　芒硝三合

上五味，以水六升，煮取一升，去滓，内芒硝，再煎沸，顿服之，有脓当下，如无脓，当下血。

大黄牡丹汤方

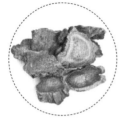

大黄四两

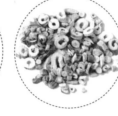

牡丹一两

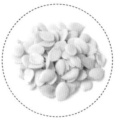

桃仁五十个

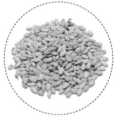

冬瓜子半升

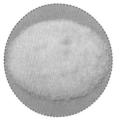

芒硝三合

以上五味药，用六升水煮，煮取一升，去掉渣滓，放入芒硝，再煎至沸腾，一顿服下，如果有脓，就会从大便排出，没有脓就会排出瘀血。

大黄、芒硝的作用是荡涤实热，通畅滞塞，使下行通道畅通；丹皮、桃仁的作用是活血、凉血、逐瘀；冬瓜子能够排脓散痈、化浊利湿。诸药共用，能够起到清热解毒、排脓、消除肠痈的作用，可通里攻下之功，使肠道中的热毒瘀血从大便下。

原文

问曰：寸口脉浮微而涩，法当亡血，若汗出。设不汗者云何？答曰：若身有疮❶，被刀斧所伤，亡血故也。

❶ **有疮**："疮"同"创"，有疮者指的是有创伤性外伤的人。

问道：寸口脉的脉象浮弱而涩，应该是失血或者流汗造成的，如果没有失血，也没有流汗，是什么原因造成的呢？答道："像这样身上有金创，或者被刀斧砍伤，仍然是失血的缘故。"

评析

寸口脉微，是由于阳气虚弱，脉涩是由于津血亏损，脉浮是由于阴血虚少，无法内守阳气。脉象浮微并且涩，一般都是由失血过多损伤津液或者排汗过多导致的，汗血同源。造成失血的原因可能是吐衄下血，崩漏，或者汗出太过等，如果病人没有这些现象，而是受到了创伤，被利器所伤，并且有流血，这就是创伤亡血过多导致的。

原文

浸淫疮，从口流向四肢者，可治；从四肢流来入口者，不可治。

浸淫疮这种疾病，从口部发生，向四肢蔓延的，可以治疗，从四肢发生，向口部蔓延的，不容易治疗。

评析

"浸淫疮"在《金匮要略译释》中的解释为"浸淫疮即黄水疮"，其病因是湿热和毒邪，生疮后蔓延到全身，造成皮肤溃烂成脓，现代皮肤病学中将其称为"脓疱疮"，是皮肤病的一种，由化脓性球菌感染导致。

趺蹶手指臂肿转筋阴狐疝蚘虫病脉证治第十九

本篇主要讲述了趺蹶、手指臂肿、转筋、阴狐疝、蚘虫五种疾病的病机和治疗方法。这五种疾病的症状特征都不相同，据其特性，难以划分归属，又不足以单独作为一篇，所以将这五类杂合在同一篇章中。

原文

师曰：病趺蹶❶，其人但能前，不能却；刺腨❷入二寸，此太阳经伤也。

注释

❶ **趺蹶：** "趺"同"跗"，意思是痹厥不通。指脚背部有疾病，足背僵直，无法自如行动。
❷ **腨：** 小腿肚。

译文

老师说：趺蹶患者，病人只能向前走动，而无法后退，这是由于太阳经受到了损伤。治疗时，应当用针刺小腿肚穴位，刺入二寸深。

评析

趺蹶病的特征是病人只能往前走，而不能往后退。原因是太阳经脉受到了损伤，经脉之气不通。可以针刺足太阳经的承山穴来治疗这种疾病，针刺入的深度应当为二寸，此法有舒筋通络的效果，可以使经络疏通畅利，气血可以顺畅通行，趺蹶也就可以痊愈了。

原文

病人常以手指臂肿动，此人身体瞤瞤❶者，藜芦甘草汤主之。

❶ 瞤瞤：身体局部筋肉颤动。

病人常常会有手指和手臂肿胀颤动，并且身体局部的肌肉也牵引跳动的症状的，用藜芦甘草汤主治。

评析

手指关节和手臂经常有肿胀麻痹，颤动摇晃的症状，甚至身体局部肌肉也会牵引而动，这是风湿痰涎阻塞了经络导致的。经络关节被风痰阻滞，里面的气血就无法顺畅地循行，因而手指关节和臂部出现麻痹肿胀。治疗应当以涌吐风痰，疏通经络，除湿为主。

原文

阴狐疝气❶者，偏有小大，时时上下，蜘蛛散主之。

注释

❶ 阴狐疝气：疝气病的一种。病人的睾丸会不时上下移动，像狐狸般出没无常，因而得名。

阴狐疝气病患者，阴囊一边小、一边大，有时向上有时向下，可以用蜘蛛散主治。

评析

阴狐疝气病人站立或行走时，睾丸从腹中进入阴囊，阴囊有胀大下坠的感觉，并牵引作痛；病人平躺的时候，睾丸又进入腹中，阴囊也会随着变小。本病一般是情绪不佳，或者寒湿凝结厥阴肝经导致。

蜘蛛散方

蜘蛛十四枚（熬焦）　桂枝半两

上二味，为散，取八分一匕，饮和服，日再服，蜜丸亦可。

组成用法

蜘蛛散方

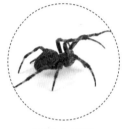

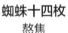

蜘蛛十四枚
熬焦

桂枝半两

以上两味药，制成散，取八分一匕，加水调和服用，每天服用两次。也可以制成蜜丸服用。

方药解析

　　蜘蛛味苦微寒，能够散结，通利气机；桂枝辛温散寒，可以引蜘蛛入足厥阴，驱散其寒气。蜘蛛有毒，服用的时候要慎重。后世常用疏肝理气的药物治疗本症，如川楝子、延胡索、木香、尚香、香附、乌药等。

原文

　　问曰：病腹痛有虫，其脉何以别之？师曰：腹中痛，其脉当沉，若弦，反洪大，故有蛔虫。

译文

问道：病人单纯的腹痛，和腹中有虫引起的腹痛，如何鉴别它们的脉象呢？老师答道：因有寒造成的腹痛，脉应当沉而兼弦，有蛔虫造成的腹痛，脉象洪大。

评析

本条所说的"腹中痛"指的是寒性腹痛。沉脉主里主寒，弦脉主痛，所以里寒造成的腹痛，脉象应该是沉而兼弦。如果脉洪大，则是因蛔虫妄动造成的腹痛。仅仅凭脉象无法判断腹中是否有虫，还应询问患者是否有吐清涎、吐蛔虫等症状。

原文

蛔虫之为病，令人吐涎，心痛❶，发作有时❷，毒药不止，甘草粉蜜汤主之。

注释

❶ 心痛：蛔虫动乱上逆，使胃脘靠近心的部位疼痛。
❷ 发作有时：有时会发作，蛔虫动则腹痛发作，蛔虫静则疼痛停止。

译文

蛔虫病，有让人吐涎，心腹部疼痛时而发作，时而停止的症状。用了杀虫药也没有效果时，可以用甘草粉蜜汤主治。

评析

蛔虫病患者的基本症状是口中吐清水，腹部或上腹部时而疼痛。无论寒热虚实，患者体内的蛔虫都可能动乱不安。虫乱于肠，腹部就会疼痛，上扰于胆，上腹就会剧烈疼痛，虫入胃部就会吐蛔。脾胃虚寒，无法统摄津液，脾中的津液向上泛，就会吐清涎。

甘草粉蜜汤方

甘草二两　粉一两　蜜四两

上三味，以水三升，先煮甘草，取二升，去滓，内粉、蜜，搅令和，煎如薄粥，温服一升，差即止。

组成用法

甘草粉蜜汤方

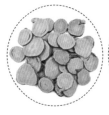

甘草二两

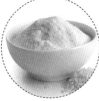

粉一两

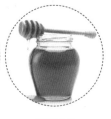

蜜四两

先用三升水煮甘草，煮取二升，去掉渣滓，加入粉和蜜，搅拌，让它们混合均匀，煎成薄粥样，温服一升，病好了就停止。

方药解析

毒药不止说的是已经用过杀虫药物了，但没有取得好的效果，所以改成了安蛔缓痛的药剂，以缓和病势，缓和之后再进行杀虫治疗。甘草粉蜜汤中，甘草、米粉、蜜，都有甘平安胃的效果，可以缓解蛔虫造成的疼痛。

原文

蛔厥❶者，当吐蛔，令病者静而复时烦，此为脏寒❷，蛔上入膈❸，故烦，须臾复止，得食而呕，又烦者，蛔闻食臭出，其人当自吐蛔。

注释

❶ **蛔厥：** 蛔虫病患者腹部剧烈疼痛，造成的四肢厥冷的病症。

❷ **脏寒：** 内脏虚寒，在这里指与脾有关的胃肠虚寒。

❸ **入膈：** 指上腹部的胆道、十二指肠及胃中。

蛔厥患者应当有吐蛔的现象，如今病人很安静，时常感到心烦，这是内脏虚寒的表现。蛔虫动乱，向上干扰胸膈，因而心烦。心烦很快就结束了，再吃东西时，又会呕吐，并且心烦，这是因为蛔虫闻到食物的气味，向上窜，所以病人吐出蛔虫。

评析

蛔虫寄生在肠道中，喜欢温暖的环境，恶寒。肠道虚寒，蛔虫就会在其中动乱不安，上窜入于膈，即逆入胆道或胃中。由于蛔虫的扰动，患者感到心烦。蛔虫进入胃中时，暂时安静，病人的心烦会停止。病人吃东西后，蛔虫闻到味道而动，病人就会呕吐心烦，还往往有蛔虫吐出。

原文

蛔厥者，乌梅丸主之。

蛔厥病，可以用乌梅丸主治。

评析

前条论述蛔厥病的症状、病机，本条论述蛔厥病的治疗。虽然前条说蛔厥为脏寒，但在临床上也有偏热者，也有寒热错杂者，故宜辨证施治，灵活治疗。蛔虫在肠道内寄生，肠道寒热会对蛔虫的运动产生影响，从而导致气血逆乱，而致蛔厥。因为蛔虫的扰动，腹部疼痛剧烈，从而导致手足逆冷。蛔虫扰动的时候就会发生疼痛，蛔虫安静的时候疼痛停止，气机被扰乱，阴阳无法续接，所以手足发冷。胃气失于和降，所以会呕吐，甚至会吐蛔。

191

乌梅丸方

乌梅三百个　　细辛六两　　干姜十两　　黄连一斤　　当归四两
附子六两（炮）　　川椒四两（去汗）　　桂枝六两　　人参六两
黄柏六两

　　上十味，异捣筛，合治之，以苦酒渍乌梅一宿，去核，蒸之五升，米下，饭熟捣成泥，和药令相得，内臼中，与蜜杵二千下，丸如梧子大，先食，饮服十丸，日三服，稍加至二十丸。禁生冷滑臭等食。

组成用法

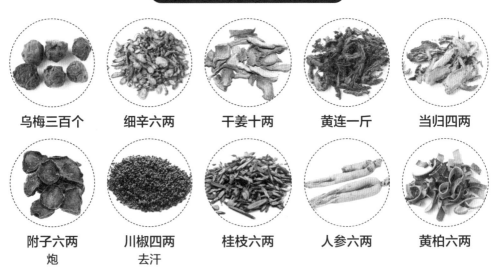

乌梅丸方

乌梅三百个　　细辛六两　　干姜十两　　黄连一斤　　当归四两

附子六两
炮　　川椒四两
去汗　　桂枝六两　　人参六两　　黄柏六两

　　以上十味药，分别捣烂后过筛，再混合在一起，用苦酒浸泡乌梅一夜，去掉核，放在五升米下蒸，米饭蒸熟后捣成泥，与药混合在一起，放入臼中，加入蜜，杵二千下，制成梧桐子大小的丸，饭前饮服十丸，每天服用三次，之后加到二十丸。不可以吃生、冷、滑、臭的食物。

方药解析

　　乌梅丸是寒温并用的方剂。方中乌梅、川椒的作用是杀虫止呕；附子、细辛、桂枝、干姜的作用是温经散寒，并且止痛；黄连、黄柏苦寒，可以清热除烦；人参、当归可以养气血。根据药方可知，本症是胃虚且寒热交错的蛔厥病，所以方剂中寒热、辛温一起使用，以达到辛温散寒，清热，杀虫，和胃之效果。

梅

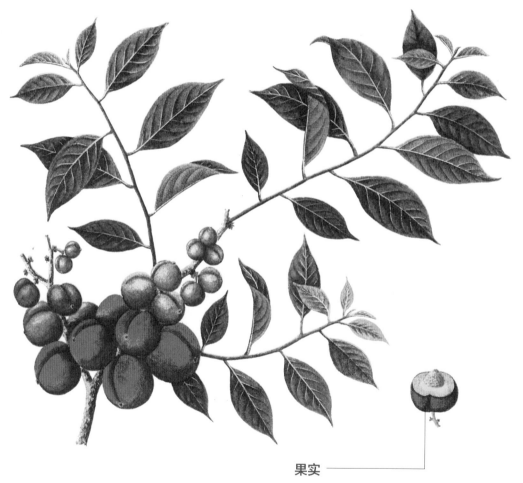

果实

功效： 敛肺、涩肠、生津、安蛔等。

主治：肺虚久咳、久泻久痢、虚热消渴、蛔厥呕吐腹痛等。

妇人妊娠病脉证并治第二十

从此篇开始，以下三篇讲的是妇人妊娠、产后、杂病的症状、脉象、治疗方法，包含了经、带、胎、产以及一些妇科杂病。

原文

妇人宿有癥病❶，经断未及三月，而得漏下不止，胎动在脐上者，为癥痼害。妊娠六月动者，前三月经水利时，胎下。下血者，后断三月衃❷也。所以血不止者，其癥不去故也。当下其癥，桂枝茯苓丸主之。

注释

❶宿有癥病："癥病"指的是腹内瘀血积聚成块的病症。"宿有癥积"指的是向来有癥积之病。

❷衃：颜色深暗的瘀血。

译文

妇女向来有癥积病，月经停止不足三个月，就又有流血不止，感觉胎动位于脐上的，是由于体内有癥积。如果怀孕六个月时发现胎动，并且怀孕的前三个月月经正常，这样的胎动才是正常的。如果停经前的三个月里，月经不正常，停经后的三个月又时常有瘀血漏下，之所以出血不止，是因为癥积还没有完全去除。癥积应该用下法治疗，可以用桂枝茯苓丸主治。

评析

癥病是瘀血停留聚集成块的病症，癥是征的意思，也就是说有形可征。如果妇人向来患有癥积病，一开始病情轻微，没有影响到月经，月经是正常的，时间长了病情加重，会导致经水不利，甚至直接经闭。今停经不足三个月，却又有血下，淋漓不止，而且感到脐上好像有胎动，这并不是真的胎动，而是由于瘀血向下流动，血动气也随之动，所以会产生像胎动一样的感觉。

桂枝茯苓丸方

桂枝、茯苓、牡丹（去心）、芍药、桃仁（去皮尖，熬）各等分

上五味，末之，炼蜜和丸，如兔屎大，每日食前服一丸。不知，加至三丸。

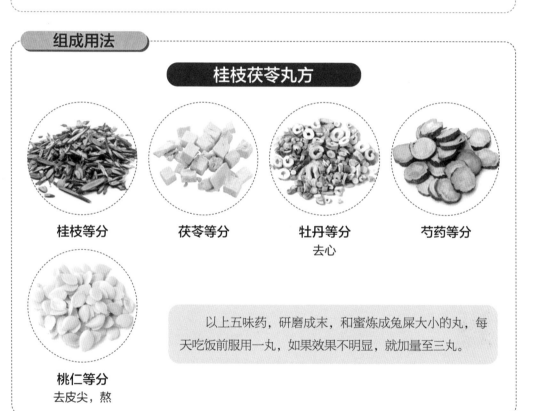

桂枝茯苓丸方

桂枝等分

茯苓等分

牡丹等分
去心

芍药等分

桃仁等分
去皮尖，熬

以上五味药，研磨成末，和蜜炼成兔屎大小的丸，每天吃饭前服用一丸，如果效果不明显，就加量至三丸。

桂枝茯苓丸可以化瘀消癥，药效和缓。桃仁、牡丹皮的作用是活血化瘀，搭配芍药，可以养气血，化瘀血，生新血。桂枝能够温通血脉，使化瘀的功效更显著，又能够助力芍药调和气血。茯苓能够渗湿利水，兼以治血、治水。

师曰：妇人有漏下者，有半产❶后因续下血都不绝者，有妊娠下血者，假令妊娠腹中痛，为胞阻❷，胶艾汤主之。

注释

❶ **半产：**也叫小产，是指妊娠三个月以后，已经成形的胎儿自然殒堕；三个月内，未成形的胎儿自然殒堕叫作堕胎。

❷ **胞阻：**也称为胞漏或漏胞，指的是不因癥积导致的妊娠下血，并且腹中疼痛的现象。

老师说：妇人经常漏下的，有的是因小产后继续下血，血流不止的，有的是怀孕之后又再下血的，若怀孕后又下血，并伴随有腹中痛的症状，这是胞阻，需要用胶艾汤主治。

评析

妇人下血一般有如下三种情况：一是经血不按时下，淋漓不止的漏下；二是小产后还继续下血；三是妊娠下血，伴随着腹中疼痛的现象，这是胞阻，也称为胞漏或漏胞。此三类下血，虽然代表着不同的病情，但都是由冲任脉虚、阴血无法内守造成的，治疗应当调补冲任，养血固经，可以用胶艾汤主治。

芎归胶艾汤方

川芎、阿胶、甘草各二两　艾叶、当归各三两　芍药四两
干地黄四两

上七味，以水五升，清酒三升，合煮，取三升，去滓，内胶，令消尽，温服一升，日三服。不差，更作。

芎归胶艾汤方

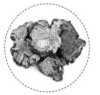

川芎二两

阿胶二两

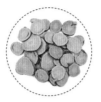

甘草二两

艾叶三两

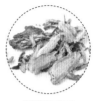

当归三两

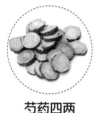

芍药四两

干地黄四两

将除阿胶以外的药物，用五升水和三升清酒一起煮，煮取三升，去掉渣滓，放入阿胶融化，温服一升，每天服用三次。如果没有好转，可继续服用。

方药解析

方中，四物汤的主要效用是养血和血，阿胶能够养血止血，艾叶炒炭用，作用是温经暖宫，止血；再加入阿胶，可用于安胎；甘草的作用是调和诸药，清酒可以行药势。这些药物一起使用，能够养血止血，调经暖宫，还可以安胎，治疗腹痛。

原文

妇人怀妊，腹中疠痛 ❶，当归芍药散主之。

注释

❶ 疠痛：腹中拘急，连绵疼痛。

妇人怀孕，腹中牵引不适，绵绵作痛，可以用当归芍药散主治。

评析

　　妇人怀孕之后，血为养胎所用，导致阴血偏虚，肝为刚脏，非柔润不和，肝血虚，失于条达，如果情志又受到刺激，肝气就会横逆侵犯脾土，导致肝郁脾虚，进而血滞，引起腹中拘急作痛。

方剂原文

当归芍药散方

　　当归三两　　芍药一斤　　川芎半斤　　茯苓四两　　白术四两　　泽泻半斤

　　上六味，杵为散，取方寸匕，酒和，日三服。

组成用法

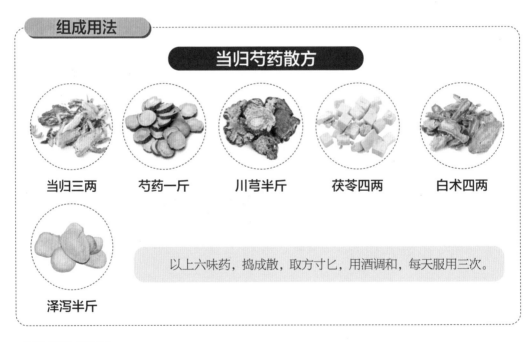

当归芍药散方

当归三两　　芍药一斤　　川芎半斤　　茯苓四两　　白术四两

泽泻半斤

以上六味药，捣成散，取方寸匕，用酒调和，每天服用三次。

方药解析

　　此症属肝郁脾虚，治疗应以养血调肝为主，可用当归芍药散主治。方中重用芍药，目的是止痛缓急，调肝；当归与川芎搭配，可养血柔肝，还能够疏利气机；白术、茯苓的作用是健脾益气，加上泽泻，能够淡渗利湿。诸药搭配，可调理气血水，使腹痛诸症缓解治愈。

妊娠呕吐不止，干姜人参半夏丸主之。

译文

怀孕后，呕吐不止的，可以用干姜人参半夏丸主之。

评析

　　妇女怀孕后恶心呕吐，是正常的生理现象，一般情况下都能够自行缓解。此处的"呕吐不止"指的是呕吐剧烈，且反复发作，难以好转。根据药物推测，这是脾胃虚寒，寒饮上逆导致的，应当用具有温中散寒、降逆止呕功效的干姜人参半夏丸主治。

方剂原文

干姜人参半夏丸方

干姜、人参各一两　　半夏二两

上三味，末之，以生姜汁糊为丸，如梧子大，饮服十丸，日三服。

组成用法

干姜人参半夏丸方

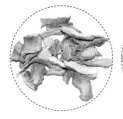

干姜一两

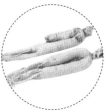

人参一两

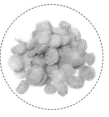

半夏二两

　　以上三味药，研磨成末，用生姜汁糊成梧桐子大小的丸，饮服十丸，每天服用三次。

方中干姜的作用是温中散寒，人参的作用是补益脾胃；半夏与生姜汁搭配，可以蠲饮降逆，达到止呕的效果。诸药共用，能达到温中补虚，蠲饮降逆，调和脾胃，止呕的目的。

原文

妊娠，小便难，饮食如故，当归贝母苦参丸主之。

译文

怀孕的人小便困难，饮食还是跟往常一样的，可以用当归贝母苦参丸主治。

评析

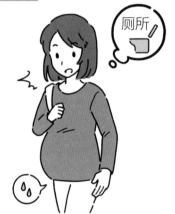

妊娠小便难指的是怀孕期间有小便频数而急、淋漓不尽、涩痛的症状，后世所说的"子淋"就是这种情况。患者的饮食跟平常一样，说明病症不是出在中焦，而是出在下焦膀胱。从药方可以推测，患者怀孕后，血虚热郁，肺燥气郁，调和失常，膀胱缺少津液，这些症状是郁热蕴结导致的。

方剂原文

当归贝母苦参丸方

当归、贝母、苦参各四两

上三味，末之，炼蜜丸如小豆大，饮服三丸，加至十丸。

当归贝母苦参丸方

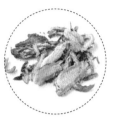

当归四两

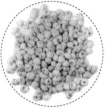

贝母四两

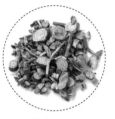

苦参四两

以上三味药，研磨成末，加蜜炼成小豆大小的丸，饮服三丸，可以逐渐加到十丸。

方药解析

本方中，当归有养血润燥的功效，苦参能够清热利尿，可以除热结，与贝母搭配，能起到清肺开郁的作用，可以通畅上焦，那么下焦也会随之自行通畅。这三味药搭配使用，能够养血虚，解除郁热，通调膀胱，小便也就随之自行爽利。

原文

妊娠有水气，身重❶，小便不利，洒淅恶寒，起即头眩，葵子茯苓散主之。

注释

❶ **身重**：有两重含义，一是指皮肤中水湿泛溢，因而身体肿；二是水湿潴留肌体，使人感到身体沉重。

译文

怀孕而体内有水气，身体肿，并且感到身体沉重的人，小便也不顺畅通利，洒淅恶寒，站起身会感到头眩晕的，用葵子茯苓散主治。

评析

怀孕的人有水气，身体肿的症状，俗称为"胎肿"。妇人怀孕六七个月的时候，胎儿慢慢长大，影响了母体的气机升降；或者妊娠期间情绪不稳定，肝气难以疏泄，气化受阻，导致水湿停聚。膀胱无法正常气化，小便就会不畅利；小便不利，水湿不下，泛溢到肌肤形成水肿；卫阳受阻则恶寒；水气内停，清阳不升，起身站立会感到头晕。

方剂原文

葵子茯苓散方

葵子一斤　茯苓三两

上二味，杵为散，饮服方寸匕，日三服，小便利则愈。

组成用法

葵子茯苓散方

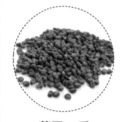

葵子一斤

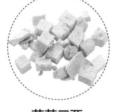

茯苓三两

以上两味药，捣成末，饮服方寸匕，每天服用三次，小便通利即可痊愈。

方药解析

方中葵子有滑利通窍的作用，能够利小便；茯苓的作用是淡渗利湿，引导水湿下行。这两味药一起使用，有利水通窍，渗湿通阳的作用，适合用于妊娠水肿实证，利水是为了通阳。冬葵子性滑利，小便通利后要立刻停服，否则可能会造成滑胎。

原文

妇人妊娠，宜常服当归散主之。

译文

妇人在怀孕期间，适宜经常服用当归散。

评析

妇女妊娠期间，如果身体健康，没有生病，就不需要吃药，如果向来身体较弱，曾有过堕胎半产，或者出现了胎漏及胎动不安的现象，就应重视起来，做好保胎。妊娠养胎与肝脾二经紧密相关，肝主藏血，血以养胎，脾主运化，是气血生化的源头，脾气健旺者能濡养胎元，肝血不足的就会血虚生热，脾气不健则容易导致湿热郁滞，可以经常服用当归散调肝益脾。

方剂原文

当归散方

当归、黄芩、芍药、川芎各一斤　白术半斤

上五味，杵为散，酒饮服方寸匕，日再服。妊娠常服即易产，胎无疾苦。产后百病悉主之。

组成用法

当归散方

当归一斤	黄芩一斤	芍药一斤	川芎一斤	白术半斤

以上五味药，捣成散，用酒送服方寸匕，每天服用两次。怀孕期间经常服用，就会容易生产，胎儿健康没有疾病。产后的很多病症都可以用当归散主治。

方药解析

当归散，方中当归、白芍的作用是调理肝脏，养血，与川芎一起使用能够舒缓瘀滞的气血；白术的作用是健脾除湿；黄芩苦寒可以清热坚阴。诸药合用，可以荣养血虚，清热去湿，还能够血气调和，使得胎元安健。

妇人产后病脉证治第二十一

此篇论述了妇人产后的常见疾病以及治疗方法。生产后，产妇的气血会受到损失，伤害了元气，抵抗力也就会减弱，这就是所谓的"产后百节空虚"，容易外邪入侵而导致各种产后疾病。

原文

问曰：新产妇人有三病，一者病痉，二者病郁冒❶，三者大便难，何谓也？师曰：新产血虚，多出汗，喜中风❷，故令病痉；亡血复汗、寒多，故令郁冒；亡津液，胃燥，故大便难。

注释

❶ 郁冒：郁，郁闷；冒，昏冒。形容头昏眼花。
❷ 喜中风：喜，容易。中风是指外感风邪。喜中风是说容易感受风邪。

译文

问道：刚生产的妇人容易得三种病，一是筋脉拘挛抽搐的痉病；二是头昏眼花、郁闷不舒的郁冒病；三是大便难。这是什么原因导致的呢？老师回答：因为刚生产失血多，又出了很多汗，容易受到风邪感染，发生痉病；如果失血后又出汗，感染了寒邪，就会发生郁冒症；如果失血后，体内津液不足，胃肠失于润养，大便就会困难。

评析

痉病是失血多，出了很多汗，感受到了风邪导致的，这三个因素是相互影响的，互为因果。生产后失血多，气血亏虚，就会导致营卫失调，腠理不密，就容易外感风邪。多汗伤津，则筋脉失养，又因为风邪入侵，风为阳邪，容易化燥伤津，这些因素共同造成了项背强直、四肢抽搐等症状，便成了痉病。郁冒是产后失血过多，加上汗多伤津，感受寒邪而发生的。亡血伤津是致病的基础，外因是寒邪的侵犯。亡血伤大便是因为失血多汗，血虚则津液少，胃肠失濡，因而大便困难。

病解能食，七八日更❶发热者，此为胃实❷，大承气汤主之。方见痉病中。

注释

❶ 更："再""又"的意思。

❷ 胃实：胃肠邪气结实。

郁冒病好转后能进食，等七八天以后，又出现了发热症状的，是胃肠邪气结实导致的，可以用大承气汤主治。

评析

产后郁冒好转，经过七八天后，又发热，此时发热病不属表而属里，不属虚而属实，是病邪没有完全除去，再加上饮食不节，余邪与饮食相互搏结所造成的。用大承气汤以荡涤实邪，发热的症状就会好转。

原文

产后腹痛，烦满不得卧，枳实芍药散主之。

产后腹中感到胀满疼痛，心中烦躁，胸满，无法安稳地躺着，可以用枳实芍药散主治。

枳实芍药散方

枳实（烧令黑，勿太过）、芍药等分

上二味，杵为散，服方寸匕，日三服，并主痈脓，以麦粥下之。

枳实芍药散方

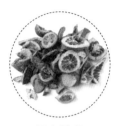

枳实等分
烧令黑，勿太过

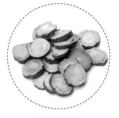

芍药等分

以上二味药，捣成散，服用方寸匕，每天服用三次，并主治痈脓化肿的，用麦粥送服。

方药解析

方中枳实具有破气散结的效用，烧黑后仍能发挥作用，能入血分以行血中之气，还可以减弱它的攻破作用。芍药的功能是和血止痛，与枳实搭配，两味药用相同的剂量，研磨成散，每次服用"方寸匕"，说明用药量少，病情不重，可以缓缓治疗。

原文

产后中风，发热，面正赤，喘而头痛，竹叶汤主之。

译文

产后感染了风邪，出现发热症状，面色发红，气喘，头痛的，可以用竹叶汤主治。

评析

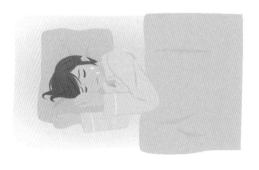

"产后中风"指的是产后气血两亏，正气虚弱就很容易感受风邪，风伤太阳之表，造成营卫失和，出现发热、头痛的症状；元阳虚，无法固守于下，虚阳上浮，就会脸色发红，气喘。治疗应当扶正祛邪，可以用竹叶汤治疗。

竹叶汤方

竹叶一把　　葛根三两　　防风、桔梗、桂枝、人参、甘草各
一两　　附子一枚（炮）　　大枣十五枚　　生姜五两

上十味，以水一斗，煮取二升半，分温三服，温覆使汗出。颈项强，
用大附子一枚，破之如豆大，煎药汤去沫。呕者，加半夏半升，洗。

组成用法

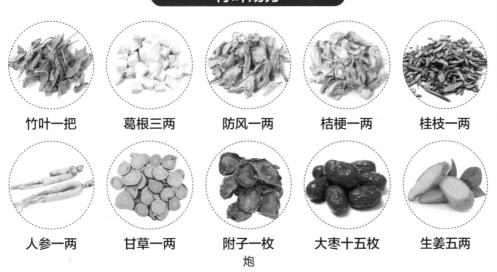

竹叶汤方

竹叶一把	葛根三两	防风一两	桔梗一两	桂枝一两
人参一两	甘草一两	附子一枚 炮	大枣十五枚	生姜五两

以上十味药，用一斗水煮，煮取二升半，分三次温服，盖上被子，使病人出汗，
脖颈僵硬的，可以用大附子一枚，捣碎成豆子大小，煎煮，扬去沫。如果呕吐，可以
加半升半夏。

方药解析

竹叶汤具有补正散邪的功效。方中竹叶、葛根、防风、桔梗、桂枝可以驱散风邪，以
解其外，人参、附子具有温阳益气的作用，可以固里之虚脱；甘草、姜、枣用于调和营卫。

方剂的主药是竹叶，所以取名为"竹叶汤"。陈修园在《金匮要略浅注》中讲到，用竹叶作为君药，以风为阳邪，无法解除就会生热，热重就会灼烧筋脉，使人痉挛，本方被后世当作祛邪扶正法之鼻祖。

原文

妇人乳中虚❶，烦乱呕逆❷，安中益气，竹皮大丸主之。

注释

❶ **乳中虚：** 指妇人生产后，哺乳期间，阴血损伤，中焦虚乏的现象。
❷ **烦乱呕逆：** 心中烦躁，呕吐严重。

 译文

　　刚生产后，在哺乳期的妇人，如果中气虚弱，心情烦躁，并且呕吐气逆，治疗应当用安中益气的疗法，可以用竹皮大丸主治。

评析

　　竹叶汤具有补正散邪的功效。方中竹叶、葛根、防风、桔梗、桂枝可以驱散风邪，以解其外，人参、附子具有温阳益气的作用，可以固里之虚脱；甘草、生姜、大枣则用于调和营卫。方剂的主药是竹叶，所以取名为"竹叶汤"。

 方剂原文

竹皮大丸方

生竹茹二分 石膏二分 桂枝一分 甘草七分 白薇一分

　　上五味，末之，枣肉和丸，弹子大，以饮服一丸，日三夜二服。有热者倍白薇，烦喘者加柏实一分。

竹皮大丸方

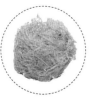   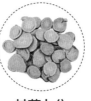 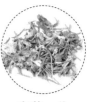

| 生竹茹二分 | 石膏二分 | 桂枝一分 | 甘草七分 | 白薇一分 |

以上五味药，研磨成末，用枣肉和成弹子大的丸，饮服一丸，每天服用三次，夜晚服用两次。发热的人，用双倍的白薇，心烦喘息的人，加一分柏实。

方药解析

方中竹茹、石膏性质甘寒，可以清除胃热，止呕去烦，安宁中焦；白薇的效用是清虚热；桂枝性质辛温，可以平冲降逆，与寒凉的药物一同使用，可以减少温燥；石膏性质大寒，与辛温的药物同用，可以清除胃热，但又不损伤胃阳；甘草用量大，与枣肉搭配，可以补益中气，生津液，诸药共用，可以安中益气。

原文

产后下利虚极 ，白头翁加甘草阿胶汤主之。

注释

❶ 虚极：极虚，极度虚弱。是产后阴血大虚、下利，损伤了阴液导致的。

译文

产后下利，而气血极度虚弱的，可以用白头翁加甘草阿胶汤主之。

评析

妇人生产后本会阴虚，再加上患上了下利，就更加伤阴，所以会极度虚弱。根据方药推测，这里说的"下利"指的是痢疾，唐容川《金匮要略浅注补正》中记载："盖此下利，是言痢疾便脓血也。"所以出现的症状有发热、里急后重、腹痛、大便脓血黏液等。

白头翁加甘草阿胶汤方

白头翁、甘草、阿胶各二两　秦皮、黄连、柏皮各三两

上六味，以水七升，煮取二升半，内胶令消尽，分温三服。

组成用法

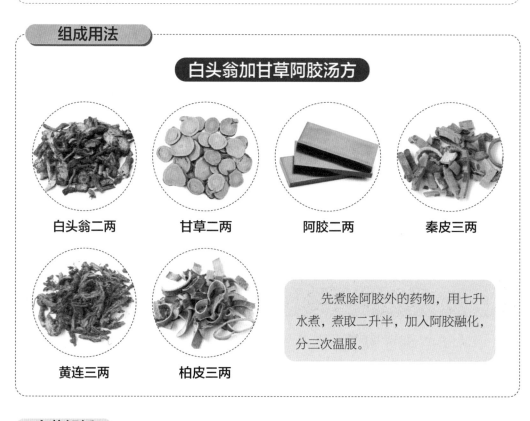

白头翁加甘草阿胶汤方

白头翁二两　　甘草二两　　阿胶二两　　秦皮三两

黄连三两　　柏皮三两

先煮除阿胶外的药物，用七升水煮，煮取二升半，加入阿胶融化，分三次温服。

方药解析

　　治疗此病症应当兼顾清热止利与滋阴养血，适合用白头翁加甘草阿胶汤主治。白头翁汤治疗湿热痢疾有良好的疗效，主要功效为清热凉血，燥湿，止下利；加入甘草，可以补益中焦，化生津液；加入阿胶，可以滋阴养血。

妇人杂病脉证并治第二十二

本篇主要讲述妇人杂病的病因、症状以及治疗方法。此篇中的妇人杂病包括经水不利、热入血室、咽中炙脔、脏躁、腹痛、漏下、带下、转胞等十多种疾病。妇人杂病的病因可大致总结为虚、积冷、结气三个方面。

原文

妇人咽中如有炙脔❶，半夏厚朴汤主之。

注释

❶炙脔：脔是指肉切成块，炙脔就是烤肉块。

译文

如果妇人觉得咽中像有烤肉块一样梗塞不适，可以用半夏厚朴汤主治。

评析

妇人感到咽中不舒适，像有烤肉块梗阻在其中一般，无法咳出，也无法吞下，但对吃饭吞咽没有影响，这也被称为"梅核气"。本病病因大多是伤于情志，肝失条达，气机郁滞，津液凝结成痰，气滞痰凝于咽喉导致的。

方剂原文

半夏厚朴汤方

半夏一升 厚朴三两 茯苓四两 生姜五两 干苏叶二两

上五味，以水七升，煮取四升，分温四服，日三夜一服。

半夏厚朴汤方

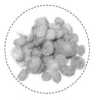   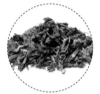

半夏一升　　厚朴三两　　茯苓四两　　生姜五两　　干苏叶二两

以上五味药，用七升水煮，煮取四升，分四次温服，白天服用三次，夜晚服用一次。

方药解析

半夏、厚朴、生姜性味辛苦，可以用于散结降逆；茯苓具有利饮化痰的功效；苏叶芳香轻浮，可以宣肺气，达到解郁的目的。这些药物一起使用，可以开结化痰，顺气降逆。气机顺畅，痰自然而消，咽中的不适也就会消除。

原文

妇人脏躁，喜悲伤欲哭，象如神灵所作，数欠伸，甘麦大枣汤主之。

妇人有脏躁病，喜笑悲伤想哭，像是有神灵作祟一样，经常打哈欠，伸懒腰，可以用甘麦大枣汤主治。

评析

妇人患了脏躁病，有喜怒无常的表现，会没有原因的悲伤想哭，情绪非常多变，就像有神灵附体一样，而且会经常打哈欠、伸懒腰，这是情志所伤造成的。治疗应当缓急止躁，补脾养心，可以用甘麦大枣汤治疗。

甘麦大枣汤方

甘草三两 小麦一斤 大枣十枚

上三味，以水六升，煮取三升，温分三服。亦补脾气。

甘麦大枣汤方

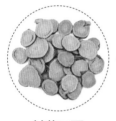

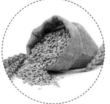

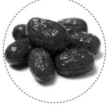

以上三味药，用六升水煮，煮取三升，分三次温服。此药还可以补脾气。

甘草三两　　　　小麦一斤　　　　大枣十枚

　　方中的三味药，都是性平味甘之药，甘草、大枣性味甘缓，可以补中缓急，以止躁；小麦性质甘润，能够养心肝，安心神。这些药一起使用，能够共同发挥补脾养心的作用，缓急止躁，是治疗脏躁的良药，也是补脾的良药。

原文

　　问曰：妇人年五十所，病下利数十日不止，暮即发热，少腹里急，腹满，手掌烦热，唇口干燥，何也？师曰：此病属带下。何以故？曾经半产，瘀血在少腹不去。何以知之？其证唇口干燥，故知之。当以温经汤主之。

译文

问道：妇人年纪五十岁左右，有前阴下血的病症，数十日也不停止，傍晚的时候就发热，小腹里急胀满，手掌发热，口干唇燥，原因是什么呢？老师说：此病属于带脉以下的病变，因为妇人曾有过小产，小腹有瘀血停留，没有除去。如何得知呢？因为症状有口干唇燥，可以推知小腹处有瘀血停留，应当用温经汤主治。

评析

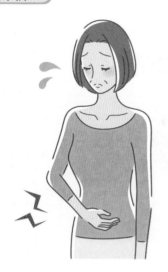

五十岁左右的妇人，正是精血亏虚，肾气衰弱，应当停经的状态，现在却下血数十日也不停止，这是崩漏的症状。病因是"曾经半产，瘀血在少腹不去"，根据使用的方药可以推知，多是以前发生半产，损伤了气血，年老的时候冲任更虚，寒邪趁机积聚在身体中，导致血瘀，血无法归经，造成不停地下血。

方剂原文

温经汤方

吴茱萸三两　　当归二两　　川芎二两　　芍药二两　　人参二两桂枝二两　　阿胶二两　　生姜二两　　牡丹皮（去心）二两　甘草二两　半夏半斤　麦门冬一升（去心）

上十二味，以水一斗，煮取三升，分温三服。亦主妇人少腹寒，久不受胎；兼取崩中去血，或月水来过多，及至期不来。

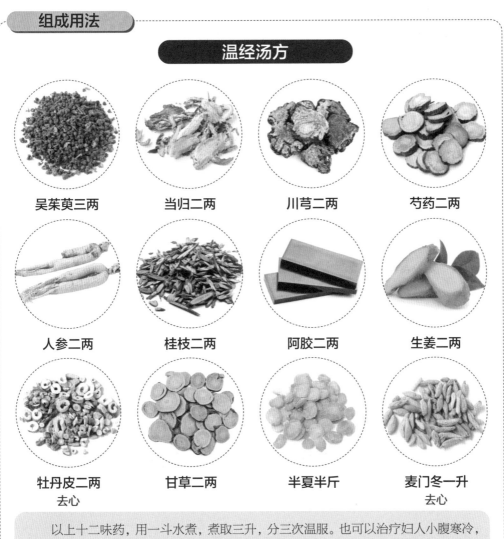

温经汤方

吴茱萸三两

当归二两

川芎二两

芍药二两

人参二两

桂枝二两

阿胶二两

生姜二两

牡丹皮二两
去心

甘草二两

半夏半斤

麦门冬一升
去心

以上十二味药，用一斗水煮，煮取三升，分三次温服。也可以治疗妇人小腹寒冷，难以受孕；还可以治疗崩漏下血，或者月经血量过多，以及到经期而不来。

方药解析

本病的本为冲任虚寒，标为瘀血，因而治疗的时候不能单单用峻药去活血消瘀，还要注重血脉的温养，促生新血而去瘀血，适合用温经汤主治。

温经汤方中的吴茱萸、生姜、桂枝的作用是温经散寒，桂枝还具有通血脉的功效；当归、川芎、芍药、阿胶、丹皮的功效是行血祛瘀，养血和营；麦门冬、半夏可以降逆润燥；甘草、人参可以补中益气。这些药物共同使用，达到了温补冲任、养血行瘀的功效，既可以指标也可以治本。

寸口脉弦而大，弦则为减，大则为芤，减则为寒，芤则为虚，寒虚相搏，此名曰革，妇人则半产漏下，旋覆花汤主之。旋覆花汤方：见五脏风寒积聚篇。

寸口脉弦而大，弦脉重按就会衰减，大脉重按中空如芤，弦而衰减的脉表明有寒，大而中空如芤的脉表明虚。虚和寒两种脉象结合在一起，称作革脉。有以上脉象的妇女，患小产或漏下的，可以用旋覆花汤主治。

评析

妇人小产、漏血，脉象弦减大芤，表明是虚寒相交，可以用旋覆花汤治疗，疏肝散结，理气血，通经络，方药和症状似乎不对应，但长时间漏下，虚却无法补，寒却不能温，虚中挟滞，需要先调理肝脏，梳理气血。

妇人经水闭不利，脏坚癖不止 ❶，中有干血，下白物 ❷，矾石丸主之。

注释

❶ 脏坚癖不止："脏"指的是子宫。意思是子宫里有干血，坚结不散。
❷ 白物：白带。

妇人的月经闭停，经水闭塞，子宫内有干血凝结，时常有白带，可以用坐药矾石丸主治。

妇人的经水不利，原因是"脏坚癖不止"，因为子宫里停留着瘀血，时间久了就化热，热灼则血干，干血聚结，阻碍了经血下行流出，这是瘀热内结导致的经闭。如果干血很久也不散去，久滞化湿，郁而化热，下注着下白物。

方剂原文

矾石丸方

矾石（烧）三分　杏仁一分

上二味，末之，炼蜜和丸，枣核大，内脏中，剧者再内之。

组成用法

矾石丸方

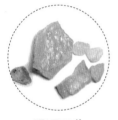

矾石三分
烧

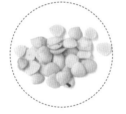

杏仁一分

以上两味药，磨成末，加蜜炼制成枣核大小的丸，放入阴道中，如果病情没有好转，可以再放。

方药解析

方中矾石性味酸、涩、寒，作用是收敛燥湿，还能够解毒杀虫；杏仁苦润，具有润燥利气的作用，加上白蜜的滋润效果，共同发挥作用，能够敛涩止带，清热除湿，杀虫止痒。

原文

妇人六十二种风，及腹中血气刺痛，红蓝花酒主之。

译文

如果妇人感受到各种风邪，导致腹中血瘀气滞而刺痛，可以用红蓝花酒主治。

评析

"六十二种风"泛指风邪。后世人持有"风自外入"和"风自内生"两种相左的观点，有人认为在妇女经尽后及产后，风邪容易侵入腹中，与气血相搏，产生刺痛感，也有人认为因肝失所养，内部就会生风邪。无论风邪从内生还是从外入，都是风与气血相击，导致的气血瘀滞，经脉不通。

红蓝花酒方

红蓝花一两

上一味，以酒一大升，煎减半，顿服一半，未止再服。

组成用法

红蓝花酒方

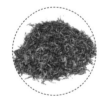

红蓝花用一大升酒煎煮，煎至减半的时候，服用一半的剂量，如果没有止住，就再服。

红蓝花一两

方药解析

风与气血相互搏结造成了血瘀气滞，可以用红蓝花酒活血化瘀，通经止痛。红蓝花辛温，具有通经活血的功效，再借助酒的辛热之性，可以助力血气畅行，血行风就会灭，所以不用祛风的药物，也能够治疗相搏的病症。

218

蛇床子散方，温阴中坐药 。

❶ 坐药：指的是将药放入阴中的外用治疗方法。

妇人阴中有寒，可以用蛇床子方，蛇床子是温阴的坐药。

妇人阴寒指的是妇人前阴寒冷，是肾阳虚的表现，寒湿在下焦凝聚导致这种情况。一般还会出现带下量多、质清稀、阴部瘙痒、腰疫重等症状表现。所以治疗应当"温阴中"，用蛇床子散作为外用的坐药，可以直接到达病处，温暖受邪的地方。

蛇床子散方

蛇床子仁

上一味，末之，以白粉少许，和令相得，如枣大，绵裹内之，自然温。

蛇床子散方

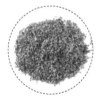

蛇床子仁

把蛇床子仁磨成粉末，加入少量的白粉，调和均匀，合成枣那么大，用布裹后放入阴道中，可以驱散阴道里的湿寒。

本方可温肾散寒、燥湿杀虫。方中"白粉"有人认为是米粉，也有人认为是铅粉，铅粉可解毒、杀虫、生肌，但有毒，只能少量用，且不能连续用，阴部糜烂者也不能用。

杂疗方第二十三

本篇主要讲述的是急慢性内外科杂症的治疗方法，深刻影响了后世中医的急症处理。杂疗方是救治危重死症之要方，虽然比较杂，但是讲述了很多种治疗方法。

原文

退五脏虚热，四时加减柴胡饮子方。

译文

消退五脏里的虚热，可以用四时加减柴胡饮子方。

评析

五脏受到邪气的侵袭，会导致寒热病，可以用柴胡饮子方治疗，不过用药需要随着季节时令的变化，对药物进行加减。

四时加减柴胡饮子方

冬三月加柴胡八分　　白术八分　　陈皮五分　　大腹槟榔四枚并皮子用　生姜五分　桔梗七分　春三月加枳实减白术共六味夏三月加生姜三分　枳实五分　甘草三分共八味　秋三月加陈皮三分共六味

上各㕮咀，分为三贴❶，一贴以水三升，煮取二升，分温三服；如人行四五里进一服❷，如四体壅❸，添甘草少许，每贴分作三小贴，每小贴以水一升，煮取七合，温服，再合滓为一服。重煮，都成四服。疑非仲景方。

组成用法

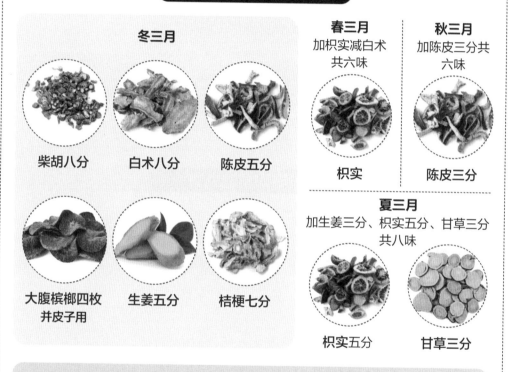

四时加减柴胡饮子方

冬三月

柴胡八分　　　白术八分　　　陈皮五分

大腹槟榔四枚　生姜五分　　　桔梗七分
并皮子用

春三月
加枳实减白术
共六味

枳实

秋三月
加陈皮三分共
六味

陈皮三分

夏三月
加生姜三分、枳实五分、甘草三分
共八味

枳实五分　　　甘草三分

将以上药物切碎，分成三份，每份用三升水煎煮，煮取二升，分三次温服；大约人走四五里路的时间，服用一服。如果四肢沉重，就加少量的甘草，再将每份药物分成三小份，每小份用一升水煮，煮取七合，温服，再将渣滓合为一服，重新煮，分为四服。

方药解析

方中，柴胡是主药，作用是和解表里阴阳；白术的作用是扶养脾土；桔梗、陈皮可以通利上焦和中焦的气机；槟榔可以使腹中的气体畅达；生姜可以佐助柴胡的宣透之功，也可以佐助槟榔从内消导。

冬三月加柴胡催气机生发，春三月加入枳实可以转动其发陈之机，又因为白术可以燥脾，会妨碍肝气的条达，所以减去此药；夏季热盛，会损伤气机，湿盛会导致气机瘀滞，所以加入甘草，助力白术生气胜湿，再加入生姜和枳实，宣利气机；秋季气候容平，只用加入一些陈皮，温中理脾。

方剂原文

长服诃梨勒丸方

诃梨勒煨、陈皮、厚朴各三两

上三味，末之，炼蜜丸如梧子大，酒饮服二十丸，加至三十丸。

组成用法

长服诃梨勒丸方

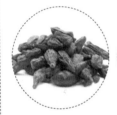

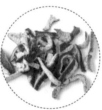

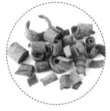

诃梨勒三两煨　　　陈皮三两　　　厚朴三两

以上三味药，研磨成末，加蜜炼成梧桐子大小的丸，用酒送服二十丸，可以逐渐加量，到三十丸。

方药解析

临床上常见的由饮食的不规律、不节制，肠胃积滞而导致的病症，需要服用养生方，古代养生方中长期服用的多是消导的药物。这些药物使腠理不壅滞，可以通窍，调养气血。现在人们常用滋腻品来补养，却会导致气壅邪滞。

方中三味药物都有利气行滞的功效，用蜜调和成丸，用酒送服，可以促血气畅达。方中主药为诃梨勒，也称诃子，性味酸涩而温，可以涩肠下气，治疗长期腹泻、脱肛、便血等，煨制可以温暖肠胃。用暖胃固肠。诃梨勒丸可以固脾胃，利气机，兼顾正邪，可以小剂量长期服用。

三物备急丸方

大黄一两　干姜一两　巴豆一两去皮心熬，外研如脂

上药各须精新，先捣大黄、干姜为末，研巴豆内中，合治一千杵，用为散，蜜和丸亦佳，密器中贮之，莫令歇。主心腹诸卒暴百病，若中恶客忤，心腹胀满，卒痛如锥刺，气急口噤，停尸卒死者，以暖水苦酒服大豆许三四丸，或不下，捧头起，灌令下咽，须臾当差，如未差，更与三丸，当腹中鸣，即吐下便差。若口噤，亦须折齿灌之。

组成用法

三物备急丸方

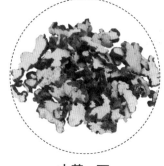

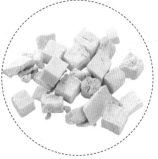

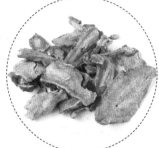

大黄一两　　　　　　干姜一两　　　　　　巴豆一两
　　　　　　　　　　　　　　　　　　　去皮心熬，外研如脂

以上药物应该精选品质好的，先把大黄、干姜捣碎成末，再研磨巴豆，放入其中，合在一起后捣一千下左右，制成散剂，也可以用蜜调和成丸，效果也很好，放入密封的容器中贮藏。如果患者感到心腹胀满，突然的疼痛像锥刺一样，呼吸喘急，嘴巴紧闭不张开，像一具猝死的尸体，可以用暖水或者酒送服三四个大豆大小的药丸，如果咽不下去，就捧起病人的头，把药灌进去，让他咽下去，一会儿就能醒来；如果还没有醒来，可以再喂三丸药，等到病人肚子中有肠鸣声，呕吐或泻下，就会痊愈了。如果嘴巴紧闭打不开，必要情况下就打掉牙齿灌药。

心腹暴卒此类病症，比如中恶、客忤、停尸、猝死等，都是由寒邪在体内积滞、气机壅塞导致的，情况很危急，所以用巴豆辛热峻下，使闭塞之处通畅，干姜可以温暖中焦，与巴豆共同发挥祛寒的作用，大黄可以荡涤肠胃，减少巴豆的毒性，这些药物同用，能够发挥攻逐寒积的功效。服药之后，或吐或泻，都可以去邪正安。

方剂原文

救卒死，客忤死：还魂汤主之方

麻黄三两去节。一方四两　　杏仁去皮尖，七十个　　甘草一两炙《千金》用桂心二两

上三味，以水八升，煮取三升，去滓，分令咽之，通治诸感忤。

组成用法

还魂汤方

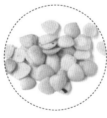

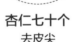

麻黄三两
去节

杏仁七十个
去皮尖

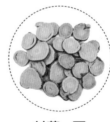

甘草一两
炙

以上三味药，用八升水煮，煮取三升，除去里面的渣滓，分三次温服。

方药解析

猝死和客忤死的人，一般都是正气无法战胜邪气，阳气骤闭，导致死亡。肺是一身之宗，朝向百脉，所以服用还魂汤，以通表散邪，恢复正气。方剂中，麻黄的作用是扶阳去邪出表；杏仁可以利肺，同炙甘草一起发挥调理中焦，扶正的作用，方药的目的在于通动阳气，则可救命于危及。

又方

韭根一把　乌梅二十七个　吴茱萸半升，炒

上三味，以水一斗煮之，以病人栉❶内中，三沸，栉浮者生，沉者死，煮取三升，去滓分饮之。

词语注解

❶ 栉：梳篦总称为栉。《本草纲目》中认为栉可治霍乱转筋等疾。

组成用法

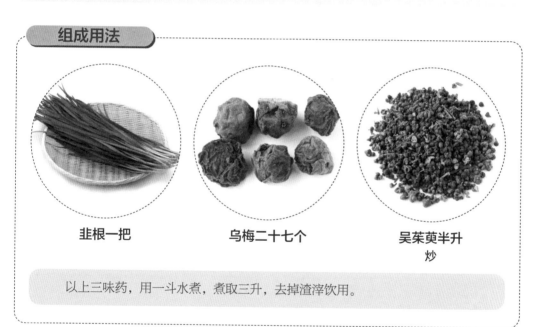

韭根一把　　　　　乌梅二十七个　　　　吴茱萸半升
　　　　　　　　　　　　　　　　　　　　炒

以上三味药，用一斗水煮，煮取三升，去掉渣滓饮用。

方药解析

韭根即韭菜根，作用是辛温通阳、养阴润肺；乌梅性味酸敛，可入肝经、脾经、肺经，又具有开关之力；吴茱萸性味苦温，可以降浊阴，温暖肝脏阳气，阴降阳通关开，则性命可救。

禽兽鱼虫禁忌并治第二十四

这一篇章"禽兽鱼虫禁忌并治第二十四"和下一篇章"果实菜谷禁忌并治第二十五"重点讲述的是关于动物和植物的饮食卫生，包括对各种不健康、不洁净食物的辨别，以及食物中毒的预防和治疗。

原文

凡肉及肝，落地不着尘土者，不可食之。猪肉落水浮者，不可食。

凡是动物的肉和肝脏，只要是落在地上，不沾泥土的，都不能食用。猪肉会漂浮在水中的，不可以食用。

评析

动物的肉和肝脏，传染中毒的，发生腐败、水肿，落在地上，不沾染尘土，所以不能食用。猪肉（不仅是猪肉，各种肉都是如此）放置时间长了，就会腐败，产生气体，将其放在水中，会浮鼓在外的，也不能食用。

原文

诸肉及鱼，若狗不食，鸟不啄者，不可食。

各种肉类、鱼类，如果狗也不吃，鸟也不啄食，则不能食用。

与人类相比，禽兽鸟类的视觉、嗅觉、听觉和味觉都更有优势，更加灵敏，所以狗和鸟类都不吃的肉或鱼，一定腐败了，产生了毒素，人绝对不能食用。

原文

诸肉不干，火炙不动，见水自动者，不可食之。

各种肉类，并不干燥，但是却用火烧不动，遇到了水就会自己动的，不能食用。

评析

肉类放的时间长了就会变干，如果放了很久也不干，说明已经腐败水肿了，所以不能食用；肉被火烤的时候，肉会变干收缩而动，如果肉已经腐败水肿了，火烤的时候就不会收缩卷动；如果肉里面腐败，产生了气体，放入水中，气体就会出来，因而肉在气体推动下会动。这些反常的现象，都说明肉中有了毒素，都不能食用了。

原文

肉中有如朱点者，不可食之。

如果肉里面有红点，就不能食用。

评析

肉里面有红点，说明是恶血聚集成的瘀斑出血点，这是染了疾病的肉，或者是感染了包囊虫的肉，都含有毒素，无法食用。

原文

食肥肉及热羹，不得饮冷水。

译文

吃肥肉或者喝热油汤的时候，不要饮用冷水。

评析

吃肥肉以及热的油汤、肉汤的时候，因为其中含有浓厚肥腻的脂肪，所以不要喝冷水，脂肪受冷就会凝固，难以化去，肠胃中冷热相搏，容易产生消化方面的疾病。

原文

秽饭，馁鱼❶，臭肉，食之皆伤人。

注释

❶ 馁鱼：鱼肉从内向外腐烂。《尔雅·释器》中记载，肉腐败称为败，鱼腐败称为馁。

译文

馁了的饭，烂了的鱼，臭了的肉，食用后都会对人体造成伤害。

评析

凡是脏污馁烂的饭食，馁烂的鱼肉，以及发臭的肉，其中都产生了细菌和毒素，食用后会对脏腑造成伤害，使人患病，所以"食之皆伤人"。

原文

六畜自死，皆疫死，则有毒，不可食之。

译文

各种牲畜，自己死亡的，多是感染了瘟疫，都有毒，不可以食用。

228

六畜指的是各种牲畜，瘟疫能够使牲畜死亡，它们的肉必然含有毒素，不可以吃。

原文

食生肉，饱饮乳，变成白虫。一作血蛊。

吃生肉，大量喝奶的，会生寄生虫。

评析

吃生肉，或者吃大量乳酪的，体内会生湿热，如果肉和奶中含有绦虫的卵或者幼虫，不经过高温消毒，食用后，体内则会感染寄生虫。

原文

疫死牛肉，食之令病洞下，亦致坚积，宜利药下之。

感染瘟疫而死的牛，吃了它的肉，就会让人产生严重的腹泻；也可能导致人患积病，适合用泻下的药来攻下。

评析

因为瘟疫而死的牛，肉中含有毒素，吃了就会导致腹泻不止，这是身体为了除去毒素，使毒自下的反应。如果肉中的毒素壅阻，并导致了气机滞塞，血液淤积，就有可能导致坚痞积聚，应该用利药攻下，来消除积滞，疏导滞塞，将瘟疫之毒排出体外。

脯❶藏米瓮❷中有毒，及经夏食之，发肾病。

注释

❶ **脯：** 干肉称为脯。

❷ **米瓮：** 瓮是一种容器，米瓮就是米缸。

藏在米缸里的肉，容易产生病毒，如果放置了一个夏季后再食用，就容易得肾病。

评析

　　干肉放在米缸里面贮藏，时间久了，缸中湿热郁蒸，肉中就容易产生毒素。或者干肉在夏季，经受高温湿热，变质发霉腐败的，也含有大量毒素，这类肉不能吃，否则腐气进入肾脏，就会引发肾病；进入脾胃，就会引发胃肠病。

治自死六畜肉中毒方：黄蘗屑，捣服方寸匕。

治疗因食用自己死亡的牲畜肉而中毒的治疗方剂为：黄柏屑，捣碎，服用方寸匕。

评析

　　牲畜自己死亡，一定是感染了毒疫，牲畜的肉就会变质，吃了就会中毒，此外，还会产生恶心呕吐、腹泻、腹痛、心烦胀满、胸膈饱满等症状，更有甚者会出现发热、震颤的现象。黄柏的性味苦寒，具有清热解毒的作用，可以利下焦，泻膀胱，将热度传导出体外，因而可以用散剂解毒。

原文

治六畜鸟兽肝中毒方：水浸豆豉，绞取汁，服数升愈。

译文

治疗吃了六畜的肝脏中毒的处方：用水浸泡豆豉，绞取汁液，服用数升后可痊愈。

评析

吃了六畜的肝脏而中毒，其毒可以用豆豉解，豆豉是黑大豆酿造的，能解毒，还可以催吐。

原文

马鞍下肉，食之杀人。

译文

马鞍下面的肉，吃了会对人产生不利影响。

评析

马鞍下面的肉，长时间经汗渍，变得臭烂，有毒，尤其是肉里呈乌色的，吃了影响人体健康。如果去掉其中的腐肉，就可以吃。

原文

马肉独肉共食饱，醉卧大忌。

译文

将马肉和独肉（猪肉）一起吃，吃饱大醉后睡觉，这是大忌。

评析

马肉和猪肉在一起吃，不一定会生病，但如果吃饱喝醉后，再睡觉，就容易损伤脾气，有可能导致急性肠胃炎。

驴、马肉，合猪肉食之，成霍乱。

驴肉、马肉和猪肉一起食用，可能会导致霍乱。

评析

　　驴肉、马肉和猪肉的性味不同，驴肉性发，吃了容易动风，马肉性悍，而猪肉性味肥腻。这些肉一起吃，可能会导致呕吐、腹泻等胃肠上的疾病。

方剂原文

治食马肉中毒欲死方

香豉二两　杏仁三两

上二味，蒸一食顷，熟杵之服，日再服。

组成用法

治食马肉中毒欲死方

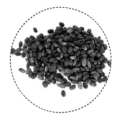

香豉二两

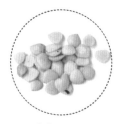

杏仁三两

　　以上两味药，蒸一食顷的时间，熟了之后捣碎服用，每天服用两次。

方药解析

　　马死了之后必然会腹胀，吃了马肉中毒，并且腹胀难以忍耐，欲死者，可以服用香豉和杏仁，香豉具有解毒降气的作用，杏仁可以利肺泄气，服用这两种药物，毒胀会自然消解。

原文

疫死牛，或目赤，或黄，食之大忌。

译文

由于瘟疫而死的牛，如果眼睛是红色或黄色的，千万不能食用。

评析

感染瘟疫而死的牛，眼睛或红或黄，说明毒素已经进入了脾胃肝胆，万万不能食用。

原文

羊肉其有宿热者，不可食之。

译文

羊肉有宿热的，不能食用。

评析

羊肉的性质大热，患有伏热病的人，或者体质是热性的，都不适合吃羊肉，吃了羊肉就会发热。

原文

猪肉以生胡荽同食，烂人脐。

译文

猪肉和生胡荽一起食用，会使人肚脐溃烂。

评析

生胡荽性质辛热，猪肉腻结，二者同吃，辛热就会聚集在一起，气重之性外透，所以向来热盛的人食用过多，有可能出现肚脐溃烂的症状。单味生胡荽，有可能含有细菌和寄生虫卵，也不适合食用。

原文

猪脂不可合梅子食之。

译文

猪肉不可以和梅子一起食用。

评析

猪脂与梅子性味相反，前者滑利腻膈，后者酸涩收敛，如果同时食用二者，会恋塞胃膈，出现胃脘气浊的现象。

原文

獐肉不可合虾及生菜、梅、李果食之，皆病人。

译文

獐肉不可以跟虾、生菜、梅子、李子一起食用，一起食用会使人生病。

评析

吃獐肉会动气，吃虾会动风热，吃生菜、梅、李则会动痰，将它们放在一起食用，容易导致风痰热气病。

原文

兔肉着干姜食之，成霍乱。

译文

兔肉和干姜一起食用，会导致霍乱。

兔肉性味酸寒，干姜属阳，性味辛热，这两种食物的性味相反，所以一起食用会导致胃气不和，容易造成霍乱、吐泻。但如果用合适的方法烹饪，就不会形成霍乱。

原文

凡鸟自死，口不闭，翅不合者，不可食之。

鸟自己死亡的，口不闭上，翅膀不合上的，不可以食用。

自己死去的鸟，一定会收起翅膀，闭上口，这里的鸟的口大张着，翅膀也不收拢，死状不同于一般情况，很有可能是中毒而亡，所以不能食用。

原文

诸禽肉肝青者，食之杀人。

各种家禽的肉和肝脏是青色的，不可以吃，吃了会危害性命。

禽兽的肉和肝脏，如果颜色青黑，且有光亮，都是中毒导致的，如果人吃了它们的肉，也会中毒。

山鸡不可合鸟兽肉食之。

山鸡不可以和鸟兽的肉一起食用。

评析

山鸡经常食用虫蚁，以及乌头、半夏等含有毒素的植物，所以山鸡肉中一般也有毒，跟鸟兽肉不同，不要一起食用。《名医类案》中记载了多例因为食用山鸡肉而中毒头疼的事例，后世也有用甘草汤解毒的案例，因而本条是有据可依的。

鸭卵不可合鳖肉食之。

鸭蛋不可以和鳖肉一起吃。

评析

鸭蛋性味甘寒，食用多了容易发冷气。鳖鱼性冷，也会发冷气。两者不可同时食用。

龟肉不可合酒果子食之。

龟肉不能和酒、水果一起吃。

评析

龟肉味酸温，酒性散，果子酸收，性质不同，一起食用会让人生寒热，所以不可以一起吃。

鲙^❶食之，在心胸间不化，吐复不出，速下除之，久成癥病，治之方：

　　　橘皮一两　　大黄二两　　朴硝二两

　　　上三味，以水一大升，煮至小升，顿服即消。

词语注解

❶ 鲙：鲜活的鱼，切成薄薄的片，洗净血腥，用蒜、姜、醋等调味，称为鲙。

组成用法

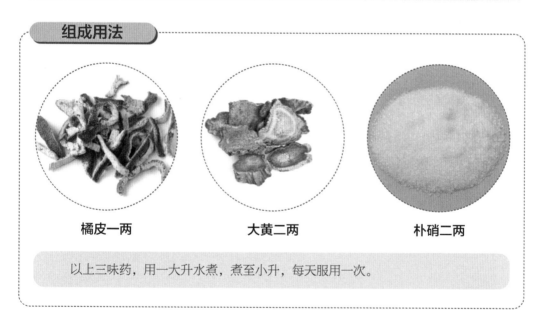

橘皮一两　　　　　　大黄二两　　　　　　朴硝二两

以上三味药，用一大升水煮，煮至小升，每天服用一次。

方药解析

　　吃了鲙之后，在心胸中不消化的，吐也吐不出来，也排不下，时间长了就会成积病。食用过多的鲙，生冷鱼毒会在胃脘处停积，还会导致气滞，时间长了就成了积病，治疗要以行气解毒、消食导滞为主，可以用橘皮行气，消解鱼的毒素，用朴硝、大黄攻下，使不消化的鲙食从大便下。

方剂原文

食鲙多，不消，结为癥病，治之方：

马鞭草

上一味，捣汁饮之，或以姜叶汁饮之一升，亦消。又可服吐药吐之。

组成用法

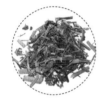

马鞭草

将马鞭草捣成汁饮用，或者用姜叶汁饮服一升。也可以服用吐药。

方药解析

吃鲙过多，难以消化，就会形成积病。吃鲙留下的鱼毒聚集在一起，不化而形成癥瘕，马鞭草性味苦寒，具有破血消症、杀虫、解毒的效果。也可以用姜叶汁解鱼毒，消积滞，理气。也可以用吐药，比如用瓜蒂散之类的东西进行引吐。

方剂原文

食鱼后中毒，两种烦乱，治之方：

橘皮

浓煎汁，服之即解。

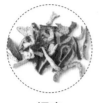

橘皮

用橘皮煎浓汁，服用后可以解毒。

方药解析

用橘皮可以治疗食毒、鱼毒的烦乱逆气，具有消化积滞、解毒、降逆气、除烦的作用。

方剂原文

食蟹中毒，治之方：

紫苏

煮汁，饮之三升。紫苏子捣汁，饮之亦良。

组成用法

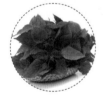

紫苏

用紫苏煮成汁，饮服三升。或者将紫苏子捣成汁，饮用，效果也很好。

方药解析

蟹吃水莨，水莨中含有很多毒素，所以蟹（未经霜者）煮食会导致中毒，使人烦乱不安，可以用紫苏子解鱼蟹的毒。

果实菜谷禁忌并治第二十五

蔬菜、果实、谷物是人的营养来源，对于蔬果谷物的烹调，古人也积累了很多经验。这些蔬果谷物，很多都被临床应用，比如大枣、粳米、小麦、豆豉、葱、米粉等。本篇的主要内容是蔬果、谷物等植物性食物的饮食卫生情况，以及对食物中毒的预防和治疗。

原文

果子生食生疮。

生吃果子，容易生疮。

评析

如果生吃果子，没有清洗、消毒干净的话，就容易感染病毒，可能会生疮疖，或者产生湿热，导致腹胀腹泻。

原文

果子落地经宿，虫蚁食之者，人大忌食之。

果子落在地上，经过一夜，被虫子、蚂蚁啃咬过的，人不可以再吃。

评析

果子掉落在地上，过了一夜后，果子会腐烂，被虫子、蚂蚁啃咬就会有毒，人吃了可能会患淋巴腺肿等疾病。

原文

桃子多食令人热，仍不得入水浴，今人病淋沥寒热病。

注释

❶ 淋沥：寒热连绵不止。

译文

吃多了桃子，人会发热，但是不能进入水中洗澡，否则容易使人患上长期绵绵不止的寒热病。

评析

桃子酸甘性热，吃多了容易消化不良。这种情况下，就算心中烦热，也不可以洗冷水澡，不然容易感冒。卫气与水寒相争，容易使人长期缠绵不止地发热怕冷，或者由于湿热内郁，患上淋病。

原文

杏酪不熟，伤人。

译文

吃了不熟的杏酪，会对人体造成伤害。

评析

杏酪又叫作杏酥，是用杏仁制成的食物，具有润养五脏，清除肺燥，去痰止喘的作用。但是如果制造杏酥时，酿造未成熟，也就是杏仁浸泡得不彻底，还留有苦味，杏酥就是有毒的，因为苦杏仁有毒，人吃了之后会产生中毒的症状，比如头晕眼花、恶心等，甚至死亡。可以用 60~90 克杏树根皮煎水服用，以治其毒。

原文

梅多食，坏人齿。

译文

梅子吃多了，牙齿会坏掉。

梅子味道酸，会对牙齿造成一定的腐蚀，吃多了梅子会损坏牙齿。

原文

李不可多食，令人脟胀❶。

注释

❶脟胀：腹胀。

译文

李子不能吃太多，吃多了会让人腹胀。

评析

李子味道甘酸苦涩，从肝走，吃多了就会导致肝气郁滞而满中，从而腹部膪胀。

原文

橘柚多食，令人口爽❶，不知五味。

注释

❶口爽：味觉发生改变。

译文

吃多了橘子和柚子，会让人口中感觉不到其他味道。

评析

橘子或柚子的果肉都是性寒味酸的，会恋膈、聚饮、生痰，水饮聚集于膈上，会让人口淡，使味觉造成偏差，无法分辨味道。

原文

梨不可多食，令人寒中，金疮产妇，亦不宜食。

译文

梨不能多吃，吃多了会让人中寒；尤其是金疮患者和产妇，更不适合食用。

评析

梨子性凉味甘酸，可以缓泻，但脾胃虚寒的人不能吃太多，多吃了容易患上寒饮病症。由于梨性寒，可以凝滞血脉，而有金疮的人以及产妇皆气血不足，不适合食用。但是肺胃热燥的人却很适合吃梨，多吃对身体有好处。

原文

樱桃杏多食，伤筋骨。

译文

樱桃、杏吃得多了，可能会损伤人的筋骨。

评析

樱桃和杏都性味酸寒，酸味重容易伤筋，寒重容易伤骨，吃得多了会伤害筋骨。

原文

安石榴不可多食，损人肺。

译文

安石榴不能吃太多，容易对肺造成伤害。

评析

安石榴味道酸涩，会损坏牙齿，又能够滞气生痰，气滞会损伤肺气，所以不能多吃。

原文

胡桃不可多食，令人动痰饮。

胡桃不能吃太多，可能会引发痰饮。

评析

胡桃具有润肺消痰的作用，但是胡桃性热，并且味涩滞，吃得多了就容易动火煎，熬津液以成痰，由于涩积润，会造成湿饮。

原文

生枣多食，令人热渴，气胀。寒热羸瘦者，弥不可食，伤人。

吃多了生枣，会让人热渴、气胀。有寒热病症或者十分瘦弱的人，更不能吃，会伤害身体。

评析

生枣是新枣里的生者，其味甘辛，但是气热，吃得多了，过于辛热，就会让人烦渴，甘会让人气胀。有寒热症并且身体消瘦的人，一般都是脾胃阴虚，虚热严重，更加不能吃，吃了会导致热渴等症，损害身体健康。

原文

饮白酒食生韭，令人病增。

喝白酒的时候，吃生韭菜，会让人的病情加重。

评析

白酒性浮，能够生湿，生韭菜辛温动热，把二者一起食用，湿与热相结合，容易导致湿热病情加重，比如头晕、喘咳、冲气等。

原文

枣和生葱食之，令人病。

评析

生枣性味辛热甘甜，吃多了会助长湿热，加重热渴，生葱辛温，如果此二者一起食用，会让人的五脏不和谐。

原文

生葱和雄鸡、雉、白犬肉食之，令人七窍经年流血。

译文

生葱和雄鸡肉、雉肉、白犬肉一起食用，会让人七窍经常流血。

评析

生葱和雄鸡肉、雉肉、白犬肉等肉，都具有辛浮温热的特性，能够生风发火，把它们放在一起食用，会造成血气不和，容易产生风热，导致人的七窍经常出血。若是阴虚阳旺的人，更加要当心。

原文

夜食诸姜蒜葱等，伤人心。

译文

夜晚吃了姜、蒜、葱等，会损伤心阳。

评析

生姜、大蒜、大葱等食物性质辛热，晚上如果吃多了这些东西，容易损伤人的阴血，扰动心阳，对神经起到刺激兴奋的作用，让人难以入睡。

芜菁根多食之，令人气胀。

芜菁的根不能多吃，吃多了会使人气胀。

评析

芜菁，也叫作诸葛菜、蔓菁，它的根叶性味苦温辛甘，与羊肉一起食用，味道鲜美，但吃得太多也会动气壅中，产生气胀。

野苣不可同蜜食之，作内痔。

野苣不可以跟蜂蜜一起食用，容易产生内痔。

评析

野苣，在《本经》中称为苦菜，性味苦寒，没有毒性，本来可以治痔。但蜂蜜熟则性温，吃多了就容易生诸风湿热。如果野苣和蜂蜜一起食用，二者物性相忌，会迫使阳热向下到达广肠，导致内痔生成。

黄瓜食之，发热病。

黄瓜吃得多了，会发热病。

评析

黄瓜也叫作胡瓜，性味甘寒，有小毒，可以生吃，也可以做熟了吃，但不能吃过多，吃得多了容易生寒热，会损伤阴血，积蓄瘀热，使人虚热上逆少气。

原文

胡荽久食之，令人多忘。

译文

长时间吃胡荽，会让人健忘。

评析

　　胡荽的性味辛温熏臭，具有散气开窍的功能，长时间吃胡荽会导致心血伤耗，使人记忆力减退，让人多忘。

原文

病人不可食胡荽及黄花菜 ❶。

注释

❶ 黄花菜：即黄鹌菜，也叫黄瓜菜，味甘、微苦，性微寒，可以通利肠胃，散结气。

　　生病的人不能吃胡荽和黄花菜。

评析

　　生病的人气血虚弱，所以不适合吃能够破气耗气、耗血的食物，胡荽与黄花菜都属于此类，吃了这类食物，会加重病人的病情。

原文

芋不可多食，动病。

芋头不能多吃，容易导致生病。

评析

　　芋头不容易消化，吃得多了就会滞气困脾生胀满，可能会使人患肠胃病。

247

原文

蓼多食，发心痛。

译文

吃多了蓼草，会让人心痛。

评析

蓼草性味辛温，如果吃得多了，辛就会散气，温燥就会耗血，容易让人心气痛。

原文

蓼和生鱼食之，令人夺气，阴咳疼痛。

译文

蓼草和生鱼一起食用，会让人肺气夺失，阴咳疼痛。

评析

一起食用蓼草和生鱼，由于蓼草能够降气，生鱼性寒冷，所以会造成人的肺气夺失，肺气夺失因而阴咳疼痛，也可以称为阴核疼痛，阴核指的是阴囊、睾丸。这种疼痛是由湿热下注造成的。

原文

食躁或躁方：豉。浓煮汁饮之。

译文

误食引起烦躁的食物，或者其他种类的烦躁的治疗处方：豆豉，煮成浓汁服用。

食躁是由于食用某些食物中毒而出现烦躁、嘈杂闷乱的症状，是食物进入胃中，胃里的虚火向上到达胃脘造成的。"或躁"指的是不是由食物造成的，而是自己产生的烦躁，都是由阴虚，火冲至脘膈造成的。豆豉可以滋阴解毒、降火止躁。所以喝豆豉煮熟的浓汁，可以平缓烦躁。

原文

扁豆，寒热者，不可食之。

有寒热病的人，不可以食用扁豆。

评析

扁豆性滞，甘温，可益气，所以有发热怕冷表证的患者不可以食用，避免留恋外邪。

原文

久食小豆❶，令人枯燥。

注释

❶ 小豆：红小豆。

长时间吃红小豆，会让人枯燥。

评析

红小豆有利水功效，长期吃红小豆，过于利水，会去掉太多油腻，使得津血渗泄，人就会肌瘦，身体沉重，皮肤枯燥。

原文

食大豆等，忌啖猪肉。

译文

吃大豆时，忌吃猪肉。

评析

大豆即黄豆，吃了大豆会壅气，因而不可以同时吃腻膈的猪肉，不然就会消化困难，尤其是小孩子。

原文

白黍米不可同饴蜜食，亦不可合葵食之。

译文

白黍米不可以和饴糖、蜂蜜一起食用，也不可以和葵同吃。

评析

白黍米性味甘温，长期食用会让人多热烦，饴糖、蜂蜜的味道甘甜，也会让人中满，更不能一起食用，不然会引发宿热；黍米与葵一起食用会生痼疾，有痼疾的人，不要吃物性相反的白黍米以及冷滑的食物，否则会使痼疾更加难治。

原文

盐多食，伤人肺。

译文

吃了过多的盐，会伤害人的肺。

评析

盐的味道咸，走血，吃得多了就会聚饮生湿入肾，肾跟肺是相通的，肺部恶湿饮，因而也会伤肺，导致人经常咳嗽并且哮喘，面失颜色，肤黑，损伤筋力，水肿消渴的人也应当少吃盐。